JN046617

クリニック人財育成
18メソッド

女性がイキイキ輝く職場の秘密

梅岡比俊
医療法人社団梅華会理事長

医学通信社

目次

Prologue

私は、よくたくさんのクリニックの院長先生に「どうして梅華会のスタッフは皆仲がよくて、楽しそうにイキイキと働いているの」と訊かれます。また、現在開業12年なのですが、当初は次々に辞めて定着しなかったスタッフが、今は、長く勤めてくれていますし、やむを得ない事情で一度去ったスタッフが、状況が変わり再就職してくれてもいます。

スタッフに関連する様々な問題は、開業医の皆さん誰もが抱える大きな悩みだと思います。Ｃｈａｐｔｅｒ２では、梅華会の４人のスタッフと、〝医療を通して明るい日本をつくる〟ために、後述する同じコミュニティで私と一緒に学んでくださっている、おおこうち内科クリニック、西馬込あくつ耳鼻咽喉科、医療法人社団・ファミリーメディカルのスタッフの方々の生の声をご紹介します。日頃、スタッフたちは何を考え、何に悩み、どう乗り越えて、輝く今を過ごしているのか、そして、その環境を提供するためにトップはどう考え、どう行動しているのかを読み取っていただくことができ、先生方がどうすればよいのか、きっと見えてくることでしょう。

昔の医療事務スタッフに求められていたもの

医療事務とは、言うまでもなく病院やクリニックなどの医療機関において、受付で患者さんの応対をし、医療費の計算をして保険者に診療報酬を請求したりする仕事です。

その仕事内容自体は今も昔も変わらないのですが、昔はそれが全部アナログ、紙ベースで行われていたので、手作業で病名と処置が正しいかなどをチェックし、間違いは修正して保険者に提出していました。つまり、その処理期間は膨大な紙束との闘いであったわけです。毎月、月末に締めて次の月の10日までに審査支払機関に提出することが義務付けられているので、月初は事務スタッフが夜遅くまで、場合によっては徹夜で作業しているのが普通でした。かつて医療秘書学校で有名な三幸学園の社長もおっしゃっていたことですが、月初10日間にレセプト点検のお手伝いをするという仕事が、とても流行っていたそうです。また、スタッフだけでは作業しきれないので、院長が、ほとんどの作業をすることもあったとのことです。

受付業務についても、患者さんから保険証を受け取って、その内容をカルテに書き写す業務が中心で、ホテル従業員に求められるようなおもてなしの心やホスピタリティは求められていませんでした。そういう意味では、クリニックスタッフに必要な患者さんへの応対力は、社会に出るまでに自然に身に付くくらいのレベルで十分だったと思います。

昔は、クリニックで患者さんが長時間待たされることも当たり前だったし、ドクターから叱られることも当たり前でした。医療機関に対して患者さんがサービスを求めることはありませんでした。と言うより、医療機関から提供される医療サービスは、比較する対象すらなかったというのが昔は一般的だったのです。ですから、いわゆる殿様商売として成り立っていました。また、学校の先生や弁護士と同様、医者は、いわゆる聖職として見られているところがあって、そこでは、医者が上で患者が下、というコミュニケーションの取り方が多かったのです。

そういう土壌のうえでの業務ですから、医療事務スタッフに求められる能力は、患者さんに対する心遣いよりも、レセプトをいかに正確に迅速に処理できるかということでした。そして、請求の項目は多いものの、クリニックでは、診療科目によって請求パターンが限られているので、レセプトの処理も、1年か2年経てばマスターできる程度のものでした。それをマスターすれば、毎月毎月同じルーティンです。繰り返し行う仕事なので、学びやすく、一度覚えれば楽と言える反面、新しい知見や自分自身の成長が得られずつまらないとも言えます。

それが、かつての医療事務スタッフの働き方でした。

現在の医療スタッフに求められているもの

ご存知のとおり、現在のカルテは、多くの医療機関で、紙媒体ではなく電子カルテになりました。レセプトもパソコンでタイピングして作成します。加えて、最近のレセプトコンピューターには、レセプトチェッカーというとても便利な機能があって、病名に対応していない処置が算定されている場合には、自動的にアラートがかかるようになっています。ですから、そのアラートがかかっているところだけ修正すれば点検は終了するという基準にしていれば、レセプト処理の作業は、半日から1日で終わってしまいます。そのため、昔は職員総出でやっていた作業が、今では一人でできてしまいます。つまり、医療事務の業務はレセプト処理がメインではなくなったと言えると思います。

話が変わりますが、日本の人口の推移を見ると、２００９~２０１２年を境に減少に転じています。様々な統計情報からこの傾向はこれからも続くと予想され、移民でも受け入れない限り、これからも日本の人口は減り続けます。一方で、歯科医師に続いて医科医師も、年々国家試験の受験者と合格者が増えてきています。医科大学入試希望者を見ても２０１９年は1万人を超えていて、２０２０年は合格者数が1万人を超えたのではないかと思われます。医師を目指す学生が多いということは、すなわち医師の数が増えるということです。すると、おのずとクリニックの開業数も増えます。

それを如実に表わしているのが、クリニックの新規開業数です。現在の全国のクリニック数を見ると10万件です。毎年、約５０００件が新規開業し、４０００件が廃業しています。つまり、毎年１０００件ずつ増えているわけです。かつては看板を掲げて椅子にふんぞり返っていれば患者さんが来る時代でしたが、今はそうでなく、どうしたら患者さんが来てくれるクリニックになれるのかを、これまで以上に真剣に考えなければならない時代になったということです。２０２０年、世界中を震撼させた新型コロナウイルス感染拡大による医業経営への打撃により、待っていても患者さんはやって来ないということを、多くのクリニック院長は実感できたのではないでしょうか？　コロナがなければ5年後、10年後だったであろう転換期が、医療業界にも訪れたことを表していると考えます。そして、医療業界にも例外なく、需要と供給という資本主義の市場の原理が働く世の中になりました。医療機関もお互いに切磋琢磨をして、よりよい医療サービスを提供し、プラスαの何かを提供しなくては、患者さんは集まらないというところに来たということにほかなりません。

では、この時代、私たちクリニックはどうしたらいいのでしょう？　日本の実業家であり京セラの創業者である稲盛和夫さんは、「値決めは経営」としばしば話しています。「値決めは経営の死命を制する」という意味です。しかし、保険診療が基本のクリニックの場合、値決めは自分ではできないことになっています。また患者さんは、病院にかかろうが、診療所にかかろうが、1年目の医者にかかろうが、30年目のベテラン医師にかかろうが、同行為・同額の治療を受けます。値決めができない以上、我々医師は、どういう付加価値をつけて患者さんに医療を提供するかが大切です。クリニックを永続的に運営し、発展できるか否かはここにかかってくると考えます。

また、付加価値としてクリニックのスタッフに求められるものは、ホテル従業員やキャビンアテンダントに求められるような、おもてなしや思いやりの心になると思っています。クリニックは患者さんが病んで、ネガティブなエネルギーをもってやって来るところです。体調の悪い患者さんに対して、どういう言葉を掛け、どういうコミュニケーションを取るのか、どういう接し方をするのか――が重要で、特に患者さんに共感する心をもつことが大切でしょう。

どこのクリニックでも標準治療が提供され、重症例は連携先の病院へ回す仕組みができている現在、クリニックの評判は、〝医師の技量〟というよりも〝スタッフの善し悪し〟で決まると言ってもよいと思います。「病は気から」というのは本当にそのとおりで、医療提供側が、どれだけポジティブな「気」をもって患者さんに接するかによって、病気の治癒率は変わるということを実感します。病気の治癒率が上がるということが、患者さんにとって満足のいく結果とイコールなので、私が、梅華会のスタッフに求めている最大のことは、いかに患者さんに寄り添えるかです。

マニュアルを越えるスタッフの対応が、患者さんに感動を呼び、満足を与える要因になると思うのです。マニュアルを越える臨機応変さは、普段から考えて行動していないとできません。来たるＡＩ時代には、臨機応変な対応ができるスタッフが残っていくことができるのだと思います。

ＩＴ化が遅れた医療業界にあっても、ＡＩ時代が間もなくやって来ます。受付の自動化や、自動精算機での診療費の支払いなどは、すでに一部の医療機関で導入されていますが、いずれ診察券さえもなくなると思っています。すべてスマホに置き換えられる時代はそう遠くなくやって来ると思います。

我々クリニック経営者が肝に命じなければならないのは、現場のスタッフと一緒に、スタッフの自主性ある働き方を考えることです。かつては、スキルは1～2年で習得できて、そこから先は同じことの繰返しでよかったかもしれませんが、これからは、自ら最善・最適な行動を考えたり、患者さんや他のスタッフに共感したり、寄り添える能力を伸ばすことが必要だと考えます。

経営者としては、スタッフたちのキャリアを俯瞰的に見られるような仕組みをつくる必要があるでしょう。具体的には、1年目・3年目・5年目・10年目と区切ったキャリアパスを引いてあげることができれば、組織や業務に対してのエンゲージメントも非常に強くなると思います。このことは、クリニックにとっても、成長したスタッフが、成長したスタッフを巻き込み、1プラス1が3になるような、一流の組織がもっている文化・風土の醸成につながると考えます。

経営者である私は、看護師も医療事務スタッフも含めたすべてのスタッフに、仕事に対するやりがいと、それに比例する責任をもって毎日を過ごしてほしいと思っています。

Ｃｈａｐｔｅｒ1では、これからのクリニックはどんなスタッフを育てたらいいのか、私の考えをお話しします。

Ｃｈａｐｔｅｒ2では、現場で働くスタッフの生の声を集めています。スタッフたちが日頃どんな想いで仕事をしているか、何に悩んでいたか――きっと、皆さんのクリニックで働くスタッフの方々も同じような気持ちで毎日を過ごされていると思います。そして、悩みを克服し輝いて働いている現在の彼女たちの声も聞くことができます。それは、皆さんの様々なスタッフ問題解決のヒントになると信じています。

Ｃｈａｐｔｅｒ3では、輝くスタッフを育てるためのトップとしての心掛けのヒントを紹介します。

Ｃｈａｐｔｅｒ4では、スタッフが輝けるための梅華会の環境づくりをお伝えします。開業したばかりの院長先生には、まだピンとこない話かもしれません。しかし、クリニック運営が軌道に乗った暁には、これからの医療現場として、ぜひ考えてほしい取組みです。

そして、最後に参考として梅華会のスタッフに関連する取組みをすべて紹介します。このなかの一つでも、二つでも、院長先生方の参考となれば幸いです。

梅華会　梅岡 比俊

Chapter 1
どんなスタッフを育てるか

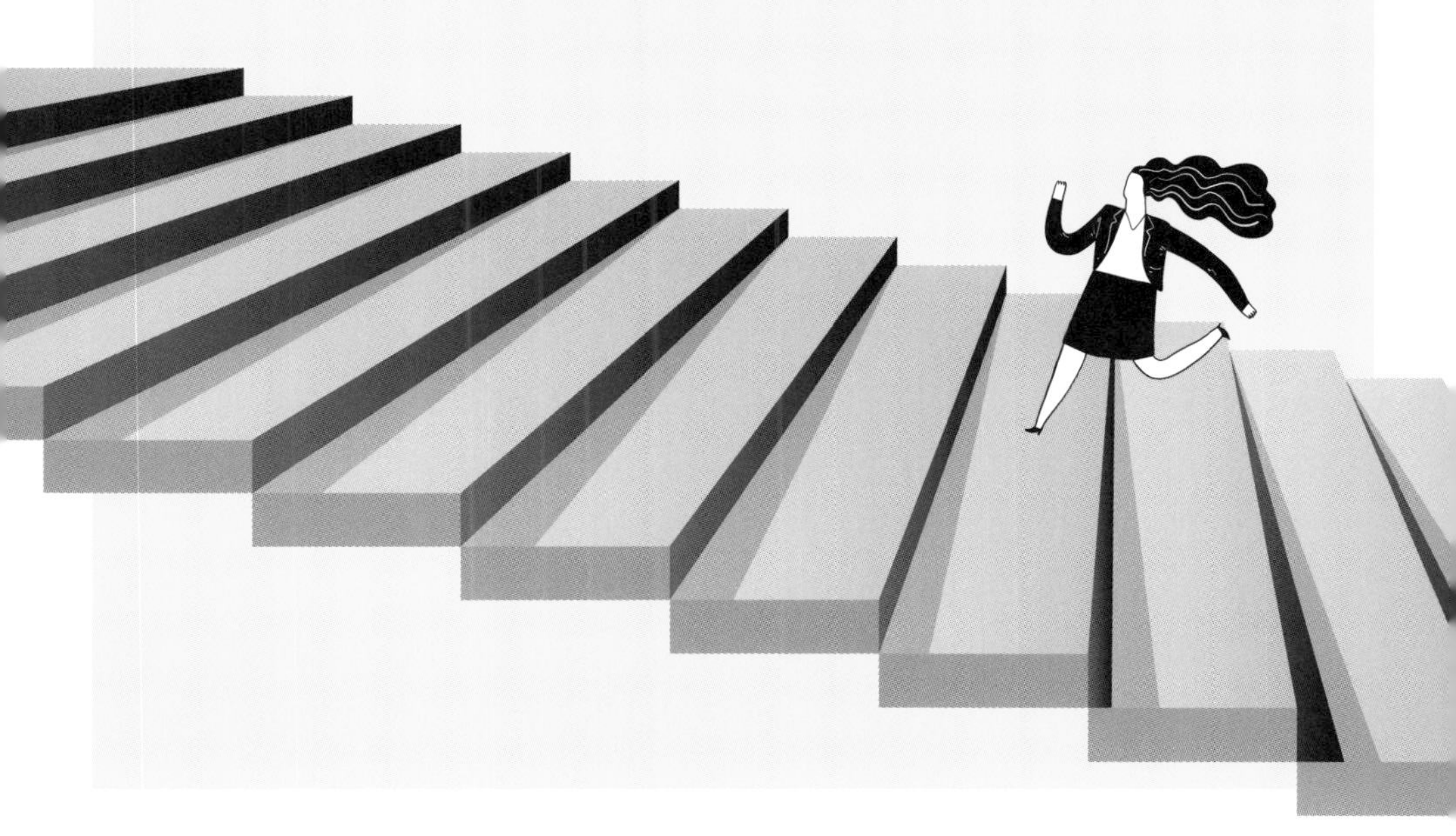

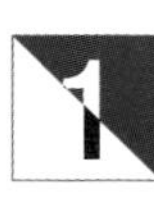

共感する力と考える力

これからやってくるＡＩ時代、私は、人間には〝共感する力〟と〝考える力〟、この２つが求められると考えています。なぜなら、その２つはＡＩには取って代われないからです。

共感する力とは、人の心の機微を感じ、相手の身になって物事を見る力で、医療スタッフには不可欠な能力だと思います。クリニックに勤めようと思う人は、もともと人間が好きで、世話が好きだと思うので、他者に比べて共感する力が強い傾向があるのではないでしょうか。一方で、主体的に考える力は弱いように感じます。弱いというより、主体的に考える習慣がないというか、これまで主体的に考えることを求められていなかったのだと思います。

まずは得意な〝共感力〟を磨く

少子化の進む日本では、すでにクリニックも競争の時代に入っています。患者さんから求められ、選ばれるクリニックになるためには、まずスタッフには、元来得意な共感する力を磨いてもらう必要があるのではないでしょうか。この力は、共感する力を発揮して働いている先輩の傍で一緒に働き、吸収し、お互いに切磋琢磨することで、自然に磨かれていくものだと思います。

例えば、幕末において吉田松陰が開いた松下村塾は、開校期間はたった1年半か2年かそこらでしたが、高杉晋作や久坂玄瑞など幕末に活躍した優秀な人材を何十人も輩出し、日本をリードしました。優秀な人材が、偶然そこに集まったのではなく、松下村塾という組織のなかでお互いに磨き合える存在になった瞬間に、何かしらの相互作用が起きて爆発的な力が生まれ、能力がそれぞれ身に付いたのだと思うのです。もともと人間は誰でも可能性をもっていて、優秀な人と平凡な人の差は、その可能性が磨かれたか磨かれなかったかの違いだと思います。多くの場合は磨かれません。でも、周りに吉田松陰のような師匠、あるいは志ある先輩・同輩が集まったとき、お互いに共感し合い、優秀な人材集団になるのだと思います。

クリニックにおいても、新入スタッフは、患者さんの心に共感し寄り添っている先輩の姿を目の当たりにしたときに、意識に変化が生じ、もっと社会の役に立ちたいという気持ちをもてるようになるのだと思います。

開業したてのクリニックでスタッフが少ない場合は、例えば、「開業医コミュニティ（ＭＡＦ）」のなかで、スタッフ同士のコミュニティをつくって複数のクリニックのスタッフが切磋琢磨し合うこともできます。お互いのクリニックの課題をシェアして様々な意見を出し合うことによって、共感力を身に付けることができるのです。

また、共感というキーワードを考えたとき、他業種から学ぶこともたくさんあると思います。皆さんが普段受けている接客サービスで、良かったと思うサービスを、自院でも取り入れられないかな、と考えるだけでいいのです。逆に、されて嫌だったことは何か、を考えるのも良いでしょう。例えば、人は本来、人として認識されたいと思っているので、無視されることに最も怒りを覚えます。もし、どこかでそういう嫌な体験をしたら、自分のクリニックでは、患者さんにそうした思いをさせない方法を考えてみてはいかがでしょう。患者さんために心遣いできるサービスを提供できるよう、スタッフがお互いに切磋琢磨できるような環境をつくればいいのです。

苦手な〝考える力〟を身につける

もう一つの力、考える力について考察してみましょう。従来の医療事務スタッフは、自分で考えて主体性をもって働くことは、それほど必要とされなかったのではないかと思っています。なぜなら、レセプトをしっかりチェックすることが彼女たちを雇用する目的で、さらに、雇用される彼女たちもそれを希望していたからです。例えば、求人情報においては、業務内容に「レセプトチェックが行える」と明記して、雇う院長もそれ以上を求めていなかったのではないかと思うのです。

現在、社会情勢は目まぐるしく変化しています。

オックスフォード大学のオズボーン教授は「将来、今ある職業の半分はなくなる」「今いる子どもたちの大半は現時点では存在しない仕事に就くであろう」と言っています。例えばＹｏｕＴｕｂｅｒが挙げられますが、ＹｏｕＴｕｂｅｒは２０１７年から子どもたちがなりたい人気の職業トップ５に入っていると聞きます。今の大人世代には想像もつかなかったことです。このように、時代を予測することは大半がむずかしいことなのだと思います。

しかし、企業の経営者なら、想像も及ばない未来が来ることに対してしっかりと準備できていなければなりません。我々クリニックの院長も、クリニックを経営している以上、その例外ではありません。これからの時代は、先人たちが築いたレール（＝マニュアル）の上を歩くのではなくて、物事を主体的に考えられる能力が院長にもスタッフにも求められると思うのです。

弁護士の仕事は将来なくなると言われているのを皆さんはご存知でしょうか？　人を相手にする仕事の弁護士がＡＩに取って代わられる、と聞いて意外に思われるかもしれませんが、裁判は、基本的に過去の判例に基づいて裁判官が判決を下すものです。ですから、過去の判例を全部ＡＩに覚えこませたら、弁護士の代わりができると言われているのです。また、医師を考えてみても、過去の所見に基づいて実際に診断を下すわけです。膨大な数の所見を覚えるのはＡＩのほうが得意なので、その部分はＡＩに取って代わられる可能性はあるわけです。極端に言えば、将来生き残るのは医師よりも看護師と言えるかもしれません。なぜなら、臨床医が行う分析はＡＩに代わられる可能性があるけれど、看護師の人に寄り添う気遣いはＡＩのロボットには絶対できないからです。医師は大学病院の研究者としてのみ――という恐ろしい時代がやってくるかもしれません。

では、医療事務スタッフはどうなるのでしょう？　先ほどお話ししたように、月初の10日間のレセプトのチェック作業自体が、現在すでにコンピュータに取って代わられているわけで、次に何が起きるかを考えると、規模の大きな病院ではすでに行われているように、クリニックでも受付業務や会計業務がＡＩに代わり、そう遠くない将来に医療事務スタッフという概念自体がなくなるかもしれません。

極論を述べましたが、医師であろうが、看護師であろうが、医療事務スタッフであろうが、マニュアルに書いてある通常の業務以外に、どれだけ患者さんが求めているものを提供できるかが、重要になってくると考えるのです。目の前にいる患者さんに対して、どういう言葉掛けをすれば喜んでもらえるか、どういうことをすれば安心してもらえるか、どうしたら満足してもらえるか、そして納得してもらえるか――。

クリニックは、痛みや苦痛を取り除くために存在するのですから、クリニックのスタッフは一人ひとりが、常にそのことを意識して考えて、主体性をもって行動を起こすことが、個人としても一つのクリニックとしても不可欠になると考えます。

例えば、診察のオペレーションを見ても、今まで当たり前になされていたことで、患者さんとのトラブルが発生したり、患者さんからご指摘をいただくことがあると思います。そうなったときに、その問題や課題が、なぜ起こったのか、どのようにしたら解決できるのか、どのようにしたらそういうミスが減るのか、といったことを考えることになりますが、そのときがスタッフ一人ひとりが考えるきっかけになります。

ヒューマンエラーは絶対にゼロにできませんが、ダブルチェック、トリプルチェックにより、未然に防げます。何もむずかしいことを考えなくても簡単なことでいいのです。スタッフ一人ひとりが主体的に考えるというと、何かとても大仰なことを思い浮かべるかもしれませんが、目の前のちょっとしたことでいいのです。

また、ちょっとした提案を活かしていくためには、提案を受け付ける環境が大切です。これは組織の成熟度に関係すると思うのですが、一人の提案に対して全員で検討することも含んだうえで、スタッフの主体性を大事にするクリニックの風土をつくることや、主体的に行動できるスタッフを育てることが重要です。

組織のなかで、自分がメッセージを出して影響力を出せることは、スタッフが輝いて積極的に働くことにつながります。また、提案するときに理論付けて話せるかや、普段から周りのスタッフとのコミュニケーションをうまく取れているかも必要な要件になります。提案を受け入れてもらうには、何を言うかも大事ですが、それ以上に、誰が言うかも大事なのです。言うに足る人物になるためには、相手に信頼してもらえるような自分の人間観や道徳観などを磨いていないとうまくいきません。

私は、医療スタッフには、本来人が好きだからなるのだと思うし、人が嫌いな人は医療の道には来ないと思っています。その前提で話をするならば、患者さんを元気にするのは医師だけの仕事でないと考えます。患者さんに対して、クリニックの全スタッフが医療提供者として、患者さんと対面し、主体性をもって患者さんが求めていることを瞬時に察知し、適切な言葉掛けをすることで、患者さんの気持ちが救われることがあるのです。

私のクリニックで働くスタッフには、自分の言葉掛けや態度一つで患者さんの治癒率も変わるのだという気持ちをもってやっていてほしい、と常々話しています。

2 クリニックでキャリアを積む

人間は安定を求める一方で、大なり小なり変化も求めているのではないでしょうか。同じことを10年、20年、ずっと続けていたら、飽きてしまって嫌気がさしてくる人も多いのではないかと思います。

医療現場においても、1~2年でマスターできる仕事を来る日も来る日も行って、自身にそれ以上の成長が得られない場合は飽きを感じてしまうと思います。慣れてしまえば、苦労をせずに毎月給料が貰えるのだからこれでいい……と考えるスタッフもいるでしょうが、もっと高みを目指してほかのスキルを身に着けたり、その組織にとって役に立てる存在になりたいというような、いわゆるキャリアアップできる環境を職場に求めるスタッフもいるでしょう。そして私は、私が経営するクリニックには、そのような向上心のあるスタッフに勤めてほしいと思っています。

プリセプター&プリセプティー制度の導入

医師や看護師は、キャリアアップに役に立つ資格制度があり、それらを学ぶ環境も整っていると思いますが、医療事務スタッフには、そういう制度が少ないと思います。秘書検定など、現場で実際に活かせる資格はありますが、それが組織内でのキャリアアップに直接つながるものではありません。そこで私は、私の組織内に医療事務スタッフがキャリアアップを図れる方法や方策があったほうがいいと考えました。

その考えは、私自身の経験に基づくものです。勤務医として働いていたときに、自分の上には上長が存在し、序列があり、組織内にキャリアを突き詰められるようなものがないと感じたことがあって、その組織にいることに違和感をもちました。医師である私には、キャリアアップのために職場を移るなどの選択肢がありましたが、医療事務スタッフの人にとって組織を渡り歩いてキャリアアップしていく方法は、誰もが出来る方法ではないように思います。他の業界なら、キャリアプランやキャリアステップなど、キャリアアップのための制度が普通にあるわけです。しっかりと働いて成果を出せば、5年後にはマネジャーや係長など、それ相当の役職があって、それに応じて給与も上がります。私は、クリニックのスタッフにも、それ相当の役職に就いたり、待遇を受けられることが必要なのではと考えました。そうすれば、そこで働くスタッフが、より頑張って働けるのではないかと思ったのです。

しかし、実際に自分が開業してみると、小さな規模のクリニックで、事務職の役職をつくることは、なかなかむずかしいものでした。そこで、まず、一つのキャリアとして「プリセプターとプリセプティー」制度（現場教育訓練）をとおして先輩スタッフが後輩を指導する方法を取り入れました。

物事を学習するには、インプットとアウトプットによる方法がありますが、一番学習効率が高いのは、アウトプット8、インプット2だそうです。しかし、ほとんどの人がインプット8、アウトプット2になっているので学習効率が悪いのだそうです。具体的にアウトプットとは、自分の考えていることを発信したり、自分の思っていることを発言したり、それを知らない人に対して教育や指導をしたりすることです。皆さんも少なからず経験したことがあると思いますが、誰かを教育・指導するには、まず自分の頭のなかを整理する必要があります。そして、整理しながら自分でも覚えていきます。

ですから、この「プリセプターとプリセプティー」制度のなかでは、教える側がより成長しているのです。そして、もちろん教わる側も成長します。今まで教わる側だったスタッフが教える側になり、その経験のなかで成長する。これも一つのキャリアアップではないかと考えました。

プロジェクト制度の導入

次に、クリニック内で行えるプロジェクトをつくり、それをスタッフに任せることも彼女たちのキャリアアップの一つになるのではないかと考えました。例えば、七夕のイベントや院内の片づけといった簡単なものでも構いません。このようなプロジェクトをやり遂げるというのも一つの経験値になり、キャリアアップにつながります。ただし、プロジェクトに関しては、入社して1年目にやれることなのか、3年目にやれることなのか、5年目にやれることなのか、組織の規模や行う内容に応じて違うと思うので、そこは、それぞれの院長先生に考えていただきたいと思います。

リーダー制度

クリニックにおけるスタッフのキャリアアップのための取組みとして、一番イメージしやすいのは、リーダー制度だと思います。リーダーになると、周りのスタッフの様子やクリニック全体の業務の流れや動きを見渡すことが必要になってきます。そのスキルが一つの大きなキャリアだと思います。

このリーダー制度については組織によって求めるものが違うと思うので、一概には言えないと思いますが、何かしらのプロジェクトのリーダーを任せるのが良いと思います。看護師でも医療事務スタッフでも、プロジェクトのリーダーを任されると非常に責任感をもって取り組んでくれることは私の体験済みです。

リーダーを経験したスタッフには、「次に何が見えるか」が大事だと伝えています。例えば、富士山に登っている途中の人には、富士山頂の景色は見えないけれど、一歩登るごとに次の一歩が見えてきます。それと同じように、クリニックのなかで小さな成功体験を積むことによって、見える景色は違っていきます。経験を積み重ねることで、一スタッフだった女性が、徐々にリーダーらしくなっていくのが感じ取れます。

ある説によると、人間の脳というのは、97％は使われていないのだそうです。残りの3％のなかで思考し行動を起こしているだけなので、これをもう少し使うだけで、得られる結果が違ってくるというのです。スタッフには、自分の頭をいつもより少しだけ余計に使って、キャリアを積んでいってほしいと思っていますし、そう話してもいます。

ちなみに梅華会には、スタッフ同士で議論がまとまらなくなった場合、そこから最もいい方策を生み出すことを統括するリーダーというポジションがあります。そのリーダーはクリニック全体をまとめるという役割でもあります。

この本のchapter2で語ってくれる角映里奈というスタッフは、新卒で専門学校から入ってきましたが、様々なキャリアを積んで、今回こうやって本を執筆するまでになりました。彼女はまた、「開業医コミュニティ（MAF）」の活動のなかで、スタッフ向けのセミナーに登壇したり、勉強会でも臆せずにしっかりと話せるようになりました。彼女が、入職当初からそうだったのかというと、そんなことはまったくなくて、どこにでもいる普通の20歳の女の子でした。それが今のように毎日イキイキと働き、周囲を引っ張るまでに育ち、周りのスタッフに「あの人みたいになりたい」と言われるまでになりました。私は、スタッフたちに「あの人みたいになれる」と思ってもらえるような環境づくりをしないといけないと自分を戒めています。また、私の秘書の大西も秘書としての活動の枠を広げていて、講演なども行っています。

とはいえ、私は、人前で話せることがゴールだとは思ってはいません。目指すものは一人ひとり違うからです。組織のトップとしては、スタッフと一緒にそのスタッフの今後のキャリアを考える、そのスタッフの今後の目標やこの後はどうしたらいいのかを親身になって考えるということが大事なのだと思います。メディアに出たり、本を書いたりすることは、一つの自分の経験のアウトプットなので、梅華会のスタッフにはそういう機会を私がもっとつくってあげたいし、周囲のスタッフも、組織として応援して彼女たちを輝かせようと応援してほしいと思います。様々な機会をスタッフそれぞれに整備することが私の仕事だと思いますし、スタッフが考える以上のものまで私は見据えて、そこに向かって成長を促したいと思っています。

新卒のスタッフにも、1年目、3年目、5年目、10年目のキャリアアップについて、ワクワク感じるようなものを示さないといけないと考えています。何よりも、普通にキャリアを積んでいる先輩スタッフの存在そのものが、若いスタッフにとって、目標となれば組織がうまくいっている証です。

また、私は、経営者として看護師にも医療事務スタッフにも物心両面の幸せを与えなくてはならないと思っています。物というと金銭的な面を指し、心というと仕事の〝やりがい〟ということになると思うのですが、この〝やりがい〟もだんだんアップすると思っていて、1年目のときの〝やりがい〟は、5年経てば〝当たり前〟となり、5年、10年とキャリアを積んだときには、〝やりがい〟は質も内容も変わっていると思います。最初は、組織から必要とされているということで満足しているスタッフも、キャリアを重ねていくと、他人（患者さんや周囲のスタッフ、院長、最終的には社会）の役に立っていることを本当にかけがえのないものだと思ってくるようになります。そういうスタッフが増えてくる環境が組織をより良くします。キャリアを積んだスタッフが集まると、そこに正のスパイラルが生じて、さらに周りを巻き込んで、本当に素晴らしい職場となるでしょう。そして、そういう環境になることを、私は切に願っています。

Chapter 2

輝くスタッフの声

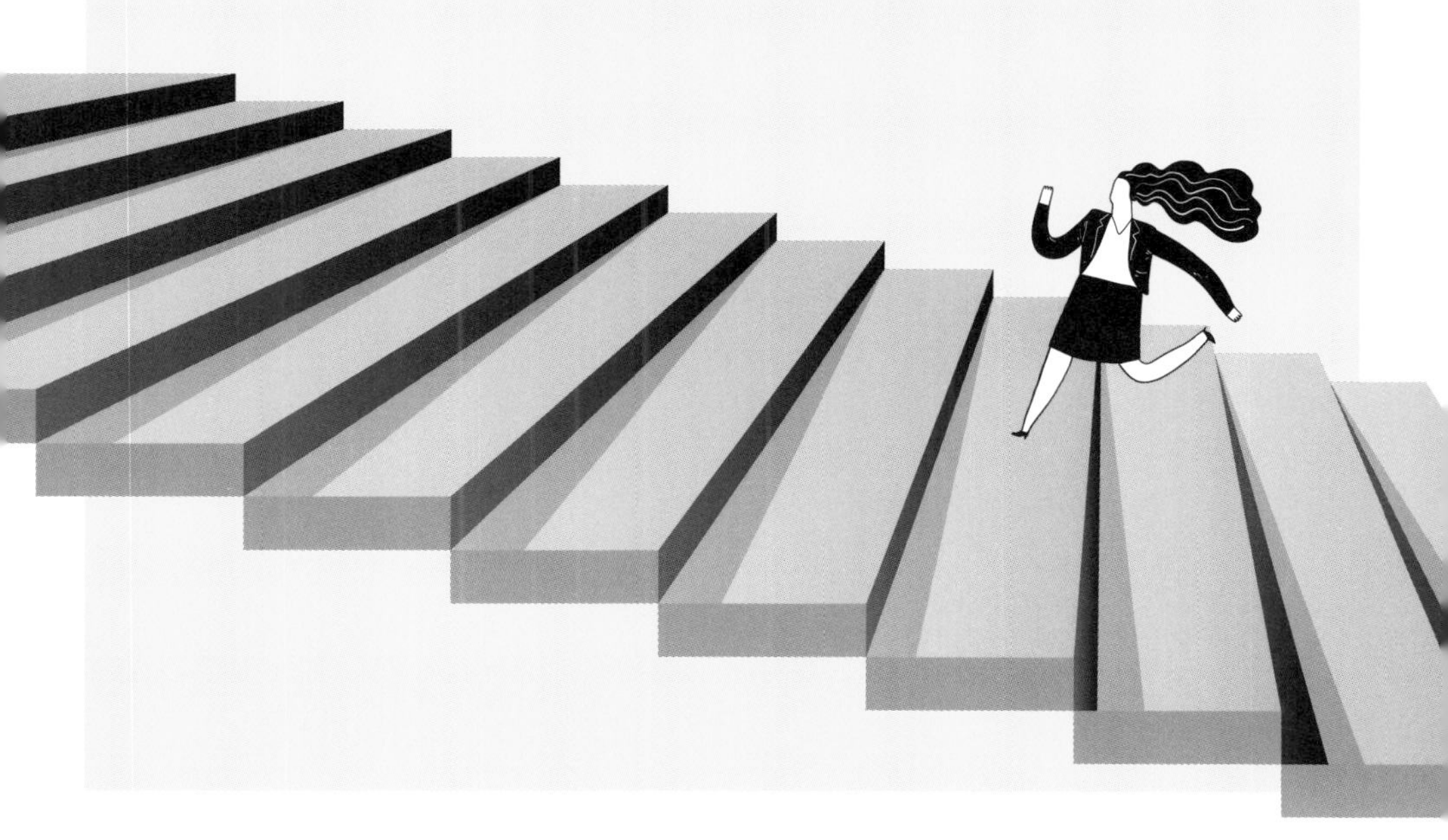

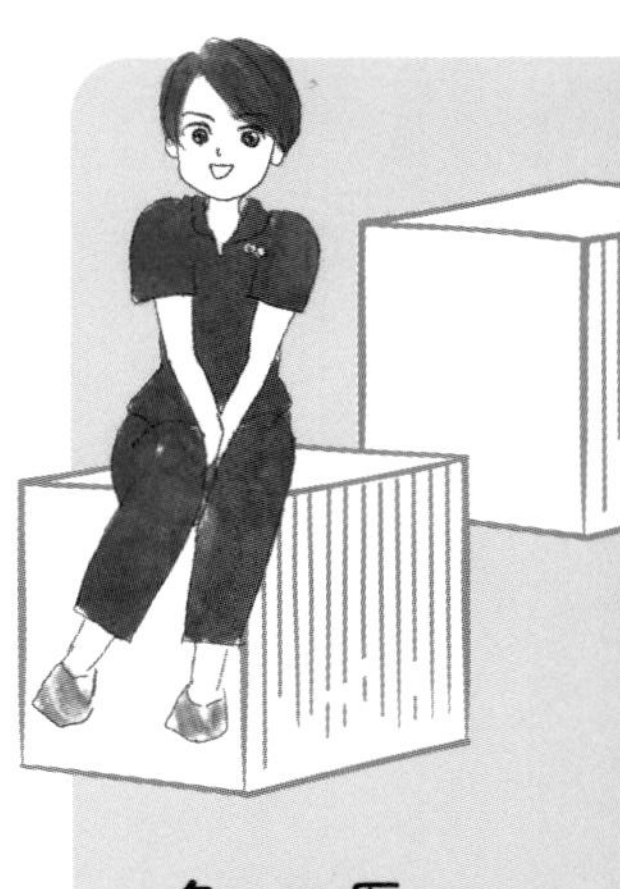

医療法人社団 梅華会
マネジャー
角 映里奈（20代 入職10年目）

01

【梅華会との出会い】

幼少期の頃から医療ドラマが大好きでした。いつしか病院で働きたい！ と思うようになったものの、血を見るのは大の苦手。待てよ、医療事務なら医療のプロフェッショナルと同じ職場で働けるし、患者さんの対応もできるのでは……よし、医療事務スタッフになろう！ こうして私は、18年間育った故郷鳥取を出て、神戸の専門学校へ入学し、２０１２年、念願かなって医療法人社団・梅華会へ医療事務員として入職しました。

新卒入社した梅華会でのキャリアは入職10年目を迎え、入職時は1院20名ほどの組織だった法人も、現在ではクリニック7院、スタッフ総勢80名の組織に発展しました。その組織のなかで、約3年間のリーダー経験を積み、現在はマネジャーとして、「リーダー育成」「組織の仕組みづくり」「新卒採用の最終面接」などの業務を行っています。

また一方で、「開業医コミュニティ（ＭＡＦ）」の運営を通じて、自身の経験を全国の開業医へ伝えるほか、個々のクリニックの課題解決や、スタッフ一人ひとりの成長にフォーカスしたＭＡＦ会員クリニックのスタッフ限定セミナーも開催しています。

さらに、一般財団法人・日本プロスピーカー協会の認定ベーシックプロスピーカーとして、目標達成のための技術や人間関係構築のスキルを普及するために、他業種の方や様々な年代の方を対象とした講演活動も行っています。

ここまで読まれた皆さんは、私はどのような人物だと捉えてくださるでしょうか？　初めてお会いする方に、自分の現在のキャリアや考えを話すと、例えば、クリニックの院長先生なら、大変光栄なことに「どうしたら角さんみたいな人が採用できるの？」と言っていただいたり、スタッフの方だったら、「角さんだからできるんでしょ、そんな特別の人の話を聞いても参考にならないよ」とやや冷たい目を向けられることもあります。

けれど、元来私は、進んで物事をするタイプではなく、優等生でもありませんでした。むしろ、学生時代は周りの多数の人に迷惑をかける人間、自分に負荷のかかることはやりたくない、勉強なんて大嫌い、そんな人間でした。

その私が、なぜここまで変わることができたのか？　それは梅華会の理事長である梅岡の影響もありますが、最初はある言葉との出会いがきっかけです。まずは、入職当時のエピソードを少し紹介したいと思います。

私の就職先のクリニック選びは、「まともな社会人になれるところ」という基準でスタートしました。一人暮らしの学生時代に、一人で生活することの大変さを知り、今まで迷惑をかけてきた周囲の人にまともな社会人になることで恩返ししたい……と考えていたのです。

様々な病院やクリニックの求人情報を見ていたとき、ふと目に留まったのが梅華会です。求人情報に載せられた病院事務スタッフの業務内容のなかに、「カウンセリング業務」とあった点に惹かれました。ホームページを見ると、そこにある経営理念は、「感謝し感謝される心をもつ」「笑顔で楽しみながら働く」「礼儀正しく誠実に徹する」という、人としての在り方を重要視するものでした。

ここならまともな社会人になれる！　そうひらめき、目標を梅華会1本に絞り就職活動をした結果、無事採用に到りました。そう、「私は梅華会でこんな価値を提供するぞ！」などということは、一ミリも考えていなかったのです（理事長ごめんなさい！）。

【入職してから】

内定をいただき、強い意気込みをもってインターンとして働いていると、気になることがいくつか見えてきました。「笑顔で楽しみながら働く」という理念を掲げている理事長がほとんど笑わない……。そして一方で、影では理事長の悪口を言う先輩スタッフがいる。それもそのはず、理事長は、診療中にクラーク（医師の横でカルテを作成する医療事務スタッフ）が自分の思いどおりに処方や処置のオーダーを入れないと、無言の圧をかけるか、もしくは怒鳴るかのどちらかだったのです。明らかに理事長とスタッフの間に大きな溝があるのが見えました。

「これは入るところ間違えたな……。3年経ったら辞めよう」本採用後もそう心に決めて働いていたのですが、そうこうしているうちにお世話になった先輩スタッフがどんどん辞め、気付けば入職3年目の時点で、私が正社員の最年長スタッフになっていました。「もし自分が辞めたら、そのあとほかのスタッフはどうなるんだろう？私や先輩方と同じ思いをするのではないか？」「どうせ辞めるなら、とことん理事長に言いたいこと言って自覚させてから辞めよう！」20代前半の若造が、生意気にもそんなことを考えたのです。

当時、理事長は様々なセミナーに行き、その度にそこで学んだ新たな取組みを実践すると宣言し、スタッフに行動させました。もちろん、スタッフへの説明や根回しはまったくありません。そして、「スタッフに権限を委譲する」と言う内容は、自分が得意ではない細かい事務ばかり。そして、作業を任せたきりフォローはいっさいありません。

「いったいこの人は何がしたいんだ？」スタッフの気持ちを考えずに新しいことをいきなり始めたり、スタッフの意見を聞いても、自分の意見を最終的には押し通そうとする理事長の下での日々が続き、私のストレスも頂点に達していたのだと思います。ある日のミーティングで、理事長の発言に納得いかないことがあり、「さっきの発言、撤回してください」「そういう発言があるから離職率が減らないんですよ」と意見を言うと、「お前は何もわかっていない！」という怒鳴り声が返ってきました。私も引き下がらず今までにない言い合いをし、なんでこんなに上手くいかないんだろう……と悔し涙が止まらなかったのを覚えています。

「もう限界、辞めよう」そう思っていた頃、とあることがきっかけで年齢の近い歯科衛生士の方と知り合いました。その方の人柄や考え方に惹かれ、その方が受講しているというセミナーを私も受講してみました。そこで出会ったのが〝人は皆最善を尽くしている〟という言葉です。最善を尽くすとは、その人がその時点でもっている情報と積み重ねてきた経験をもとに、最もよいと判断した行動を選択しているということです。

体育会系で育って今まで成果を出してきた理事長は、トップダウンで指示を出し、発言や態度で圧をかけることで成果の出る組織ができると思っており、片や、人間関係が第一と考えて暮らしてきた私は、一方的にがみがみ言っても人は変わらないし成果は出ないと思っていたことに気付きました。お互いに異なる自分の過去の経験やもっている情報のなかで、それぞれがそれぞれの「成果が出る組織の作り方」をイメージしていたのです。

そしてもう一つ、私の価値観を大きく変えた言葉が〝他人と過去は変えられない。自分の思考と行為、未来は変えられる〟という言葉です。今までの私は、「理事長のやり方は間違っている」と否定し、「あんな言い方をするから先輩は辞めたんだ」と、理事長の考え方や発言、過去の出来事に対する不満を口にするばかりでした。しかし、いくらそれに対して不平不満を言ってみたところで、理事長自身が気付いて行動を変えてくれない限り行動変容は起こらないし、過ぎた過去を取り戻せるわけでもありません。自分の意思で選択することができる「自分の考え方や行動」を変えようとはいっさいしていない自分に気付いたのです。

これを機に　自分のことをたくさん振り返りました。なぜ私はこの職場を自らの意思で選んだのか、何のために誰のために、なぜ今この職場で働いているのか、自分はこの先どうなりたいのか……。入職してから4年経っていたそのとき、様々な経験を振り返り、自問自答して最終的に出た一つの想いは、〝大好きな医療業界へ就職した自分の選択を正解にしたい〟というものでした。

ここから私の新たなチャレンジが始まりました。この先を読まれる院長先生には、私の実行したことをスタッフに対して実行したらどうなるかを、医療スタッフの方には、院長先生に対して実行したらどうなるかを想像しながら読んでいただきたいと思います。

【行動してみる】

まず一番に実行したのは、理事長の考えや想いをいっさい口出しせずに傾聴することです。私は思い切って、自ら理事長面談を申し入れ、「理事長はこの先どうしていきたいのか」「理事長は何を求めているのか」をひたすら聞き続けました。途中、口を挟んで自己主張してしまったり、心のなかで発言を否定したりしないよう、理事長が話し終わるまで黙って傾聴し、一語一句聞き逃さないという覚悟で面談に臨みました。

理事長の発言のなかに、「自分が研修医のとき、先輩に新しい治療の提案をしても否定され、実行できなかったことがたくさんあった。だから、みんなにはしたいことをどんどんしてもらいたい」というものがありました。そのとき初めて、「そういえば、スタッフの提案に対していろいろ意見はしていたけれど、頭ごなしに否定はしていなかった」ということに気付きました。

また、「みんなはもっと成長できる可能性をもっているし、期待しているからこそ強く言ってしまう自分がいる」という発言もあり、理事長が私たちスタッフに期待してくれているからこそのきびしい意見であり、理事長は良かれと思って最善の関わりを尽くしていたのだということにも気付けました。

最後まで話を聞いたあと、「感じたことをお伝えしていいですか？」という断りを入れたうえで、私たちスタッフの可能性を信じてくださっていることへの感謝と、私たちのしたいことをクリニックで実現させたいという想いをもってくださっていることへの感謝を、まず伝えました。そしてそのあとに、「こちら側が話している最中に意見を挟まれたり、早口で勢いよく意見を言われたりすると、特に若いメンバーや新しく入ったパートさんは威圧的に感じ、素直に受け止めることができません。理事長の意見をしっかり受け止めるために、今までの半分ぐらいの速度でお話いただくことは可能ですか？」と、自分の意見を相手に押し付けるのではなく、提案するというスタンスで交渉してみました。すると、お互いに押し付け感もなかったので冷静に話し合うことができ、このときに初めてお互いの信頼関係が築けたように思います。この面談から劇的に話合いの質が上がりました。

真正面から向かい合い、お互いのわだかまりを解消したことによって、私自身がどんなクリニックを目指したいと思っているのか、そのために私ができることは何か、また、理事長へのリクエストを伝えることも容易にできるような関係になったのです。

それ以降、理事長も感情をぶつけるような話し方ではなく、相手の状況を聞いたうえで意見をしてくれるようになりました。また、院内でのスタッフ間のトラブルや、理事長とスタッフとの間で問題が発生したときに、私から「なぜこのような状況に至ったのか」をスタッフ目線で客観的に分析しお伝えすることで、理事長からは、「配慮が足りなかったんだね、それは気付かなかったな。申し訳ない」との言葉をいただけ、特にスタッフマネジメントについては、ご自身の行動を変えてもらえるようになりました。

また今は、理事長が院内にメッセージを発信する際、どのような姿勢やテンポ、言い回しで行うのがより効果的なのかを私なりの目線でフィードバックすることもしています。お互いにまだまだ不完全な面がたくさんありますが、それらを少しずつ改善していくための関わりができるようになれたのは組織にとって有効だったと実感しています。今では威圧的な態度や言葉で人を育てようとしていた過去の理事長が懐かしいくらいです（笑）。

【今大切にしていること】

私が、仕事に限らず大切にしていることは、自分のコントロール下にないことをコントロールしようとしないことです。そして、今起きているすべてのことに感謝することと、自分にできることは何かを考え、そのときそのときで最善の行動を選択することです。この2つを常に意識することで、相手を責めることや突然のハプニングに感情を引っ張られることがどんどん減っていきました。


また、私は、理事長の言葉の翻訳者になることを常に意識しています。理事長面談の際に「日本一のモデルクリニックをつくりたい」という熱い想いを聞き、「大好きな医療業界へ就職した自分の選択を正解にしたい（＝日本一素敵なクリニックで働けている自分が理想である）」という自分の想いと合致していることがわかり、お互いを最強の協力者として、新たな取組みを成功させたいと思うようになりました。

その実現のためには、経営者である理事長が一人で実行を決断しスタッフへの浸透を図るより、クリニックの経営理念や理事長の想いを共有できている現場スタッフが翻訳して現場スタッフに伝えたほうが浸透しやすいと考えました。私も初めからそれができたわけではありませんが、月に1回行われる経営会議に参加し、理事長が何を考え、組織をどうしたいのかについて、私が理解できるまで徹底的に質問したことで、それが可能になりました。

「自分の想いを伝えたところで、それに協力してくれるスタッフはうちにはいないな」とおっしゃる院長先生方には、ご自身が採用を決めて受け入れたスタッフの可能性をどこまで信じているのか、何のためにそのスタッフを採用したのか――を今一度振り返り、一緒に何を成し遂げたいと思っているのか、これでもかというぐらい伝え続けてもらいたいと思います。私は、理事長が実現したいことを私に伝わるまでとことん話し続けてくれたからこそ、ここで働き続けることで輝けるようになったと思っています。

もちろん、この想いを伝えたら辞めてしまうスタッフが出たらどうしようという怖れもあるのではないかとも思います。でも、もしそれでスタッフが辞めてしまったとしても、長期的に見ればお互い幸せなのではないでしょうか。なぜなら、院長の想いをスタッフが共有できなければ真の信頼関係は築けないからです。組織が何のためにあるのか――それは一人では成し遂げられないことをメンバーが協力して実現するためです。

同じ目的・目標をもっていない人同士では成し遂げたいことの実現がむずかしくなったり、お互いにストレスを抱えたりしてしまうことになります。ぜひ、院長先生には想いを発信する機会をつくっていただきたいと思います。そして、採用時も理念を明確に伝えて、入口管理を徹底することが組織の目標達成に近づくポイントだと私は思っています。

さて、これらの経験を機に、私は〝スタッフが輝いて働けるクリニックの風土〟について考えるようになりました。私が出した答えは、①自分のしたいことを提案し実現できる、②年次や役職に関係なく意見を伝え合うことができる、③自分は組織で価値を出せていると思える――この3つです。

自分が理事長との関係性を築くため実行して良かったこと、理事長との関わりで嬉しいと感じたことを、次は私が現場スタッフへ実践しようと決め、次のように行動しました。

(1)どのような意見が出ても、まずは受け入れて「提案してくれてありがとう」という感謝を伝える

(2)もし話し合う必要がある場合、主観で判断せず、クリニックの理念やビジョンと照らし合わせ、患者さんやスタッフにどのような価値を届けられるのかを軸に考える

※以上2つは忘れがちになるため、付箋に書いて常に目に入る手帳やパソコンに貼り、意識付けをしました。

(3)事前に提案を受け入れるボーダーラインや条件を共有しておく(例/予算の上限。やりっぱなしにならないよう1カ月後に実施の成果を共有してもらう。〝クリニックのオペレーションに関すること〟などテーマを絞る)

(4)各クリニック巡回の際に自己開示できるネタをもっていく(主にプライベートの話)

(5)前回スタッフと話した会話について話す(例/旅行に行くと言っていたスタッフに→この前の旅行どうだった?　○○というアーティストが好きと言っていたスタッフに→○○の音楽聴いてみたけど、すごく声キレイだね!)

※(4)(5)は、親近感をもってもらうため、また、自分に興味をもち、気にかけてくれている、と感じてもらうためです。

(6)「ありがとう」だけではなく、「○○をしてくれて△△だった」というふうに、何に対してどう感謝しているかをより具体的に明確に伝える(例/提案をしてくれてありがとう!　客観的な意見をくれたおかげで、自分では気付けないリーダー育成の課題に気付けたよ)

初めからすべてができたわけではありません。毎晩、寝る前に一日の行動を振り返り、自分自身が(1)~(6)をど

れだけ実践できたかを振り返ることによって新たな課題を見つけたり、明日はこんな関わりをしようと新しい提案を思いついたりしました。

この自分で決めた取組みを続けることによって、「角さんって完璧そうに見えて、意外と普通の女の子っぽい（いい意味で!!）ところがあるから、なんだか親近感湧きました！」とか「以前は、意見をしたら否定されるのではないかと思う瞬間もあったけど、今はすごく相談しやすい雰囲気だし、受け止めてくれるので、気軽に話してもいいんだと思えます」という言葉をもらえるようになりました。後日談になりますが、以前の私に対して、「意見を言っても否定される」「角さんの前で弱音なんて吐いたらいけない」――そのようなことをスタッフは思っていたことを知りました。

それぞれのクリニックでこの類の取組みを行う場合は、自分一人ではなく、上司やリーダー全員で実践すると継続しやすいと思います。

すべてが皆様に合うかはやってみなければわからないので、ぜひ試してみて、続けるかアレンジするか別の方法にするかを検討してみていただけたらと思います。

【これからの私】

私は医療業界が大好きですが、この業界は人間関係や職場環境が理由で離職する人が多いのも事実です。実際に私もその決断をしかけた一人です。辞めずに組織に残る決断をし、様々な葛藤を乗り越えてきた自分だからこそ、この業界で働く皆さんに対して、私ができることが何かあるのではないかと常に考えています。

現在、梅華会でマネジャーという立場でリーダー育成をしている理由は、自分自身がリーダーを経験した際に、何をどうしていいかわからず苦労した経験があるからにほかなりません。開業医コミュニティやそのなかでのスタッフ限定セミナーでメッセージを発信し続けていることをお伝えすることで、医療業界で働く皆さんの力になりたいからです。認定ベーシックプロスピーカーとして、目標達成の技術や人間関係構築のスキルを普及するための講演活動を行っている理由は、この情報に触れた方へ物心共に豊かな人生を歩んでもらいたいからです。

私がここまで目的を明確にもち、日々その目的に向かって仕事ができているのは、自分が何を目指しているかわからないときや苦しかったとき、辞めたいと思ったときも「今自分は何を求めているのか」を考え続けたからです。最初から目的が見えていたわけではなく、そのときの自分に向き合い続けた結果、自分の目的を見つけることができたのだと思います。

今でも、毎朝「自分は何を求めているのか」「今日一日を終えたときにどのような状態を得たいのか」を明確にイメージして、手帳に書き出してから一日をスタートしています。そして寝る前には、「今日一日、求めていることに対してどれぐらい時間を割くことができたか」「得たいと思っていた状態に対して自分の行動に責任を持ち、１００％やり切ることができたのか」を振り返っています。

今起きているすべてのことに感謝し、自分にできることは何かを考え、最善の行動を選択する自分でいるためにも、常に目的・目標を明確にした人生を、関係する皆さんと共に歩んでいきたいと願っています。

今回は、自分自身がなぜ職場で輝きながら働けているのかを、自身の入職時から転換期のエピソードを中心にお伝えしましたが、もっと自身の実践事例や成果、想いをたくさんの方に届けたいと考えています。「医療業界で働けて、今の職場で働けて、心から幸せだ」と言う皆さんの言葉を全国各地で聞ける日が来るまで、これからも全国の医療従事者の皆さんへ私の想いを伝え続けていきます。

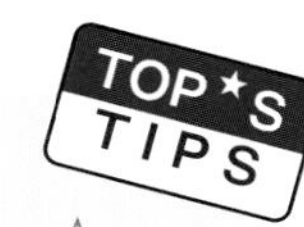

☆スタッフとの理念の共有

まずは自分の理念や想いを言葉にすることが重要です。その言葉も発声するだけでなく、目で見えるようなかたちとして残していくほうがよいと思います。

私の法人では『梅華通信』という社内報を50部作成して、そこで自分の想いや仕事の方針をスタッフに伝え、スタッフにはそれに基づいて考えてもらう時間をつくっています。例えば理念については、朝礼時に唱和するだけでなく、自分がどう行動で表しているかをスタッフ一人ひとりに考えてもらいます。理念は、心に思うだけではなくて、行動で表す必要があると思うからです。

私が示すメッセージのなかには「遊び心をもつ」というのがあります。患者さんとの会話のなかに笑いがあったり、ウィットに富んだ会話ができたり、あるいはクリニックのなかで楽しめるようなイベントや待合室の飾り付けでもいいので、患者さんにクスッと笑っていただけるようなものをつくるということです。

また、「私はこれに対してこう思います」という気持ちをシェアすることが大事だし、逆に、シェアすることで、その場に5人いれば5倍のメッセージを受け取ることができると思っています。

☆スタッフに権限移譲できるようになった理由ときっかけ

私が権限委譲をはじめたきっかけは、分院をつくったことです。2つのクリニックに私が同時に居ることはできないので、分院をつくったときに、今までのトップダウン方式では運営に様々な問題が生じて、自分の限界を感じました。そのときに、偶発的に管理職の一人にスタッフ面談を任せたのですが、それが思いのほか良い成果が出たことがきっかけでした。

また、もともとの私の性格として、同じことをずっと続けることが好きではないので、考え得る効果的な新しい取組みを次々に始めたときに、限られた時間では自分で全部を出来ないため、スタッフを頼らざるを得なかったというのもあります。しかし、管理職的立場のスタッフに業務を任せていくうちに「あれも出来る、これも出来る」というふうにどんどん権限委譲できることが増えていったという感じです。

それ故の失敗もあります。例えば、分院の内装を考えてもらったときは、自分の考えとはかけ離れた図面が出来上がってくるなど、痛い思いをしたのは一度や二度ではありません。それでも、部下を信じて任せてきたからこそ、スタッフたちがどんどん成長し、今の梅華会があると思っています。

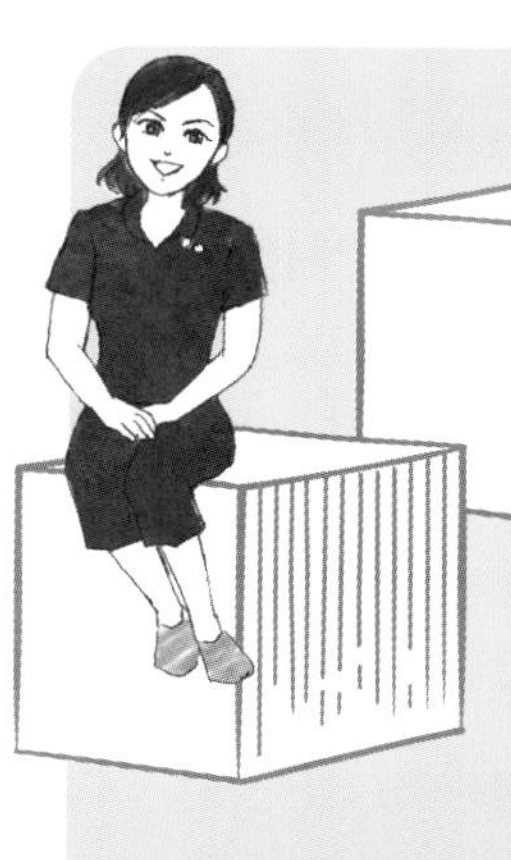

02

医療法人社団　梅華会
人事部
小笠原　さつき（30代　入職9年目）

【梅華会との出会い】

梅華会に2013年4月に新卒で入社し、2014年1月よりリーダーとなり、2020年4月より人事部に勤務しています。

まずは、私と梅華会との出会いからお話ししたいと思います。

4年制大学で福祉や保育を学び、医療や医療事務の勉強をしてこなかった私は、就職活動中に梅華会を知り採用試験を受けました。私自身は幼少期から健康で、病院やクリニックを受診したことはほとんどありませんでした。記憶に残っているのは、耳鼻科に行って機械で鼻水を吸ってもらったこと、歯医者に行ったこと、そして、母の付き添いで行った総合病院はアルコールの匂いがしていたことくらいです。ですから、もちろん、看護師や医療事務スタッフとのエピソードもありません。

そんな私が、どのように梅華会に出会い、入職を決めたのか。出会いのきっかけは就職活動検索サイトでした。出身が神戸市なので、梅華会のある西宮市は近すぎず、遠すぎない場所にあるという理由で、何となく私の目に留まりました。そして、梅華会のホームページを見て関心が高まりました。決め手となったのが、法人の理念に「夢・成長・貢献」について書かれていたこと、医療機関なのに患者さんのためにイベントを行っていたことでした。医療のことも医療事務のこともまったく知らない私が「梅華会で絶対働く！　ここは私が行くべきだ！」

という強い意志をもった瞬間が、このときでした。

入職したいという強い意志はもったものの、採用試験のテストは間違いなく合格基準以下。自分でも「これは落ちた」と思いました。しかし、私の熱意を感じ取ってくださった採用に携わる先輩スタッフのおかげで、テストは不合格だけれど理事長面接まで進めさせてもらうことができました。そして、理事長も熱意のある人だからなのか、熱意だけで合格!! 今でも、理事長からじきじきに合格の電話がかかってきたときの喜びが忘れられません。

当時の梅華会では、内定後、入職までの間、アルバイトとして働きながら仕事を覚えることが必須でした。一種のインターンのようなものでしょうか。しかし、私は同期5人のなかで最後に決まった合格者で、すでに10月になっており、大学の授業に資格の実習、さらに大きな試験を控えていて、週1〜2コマしかアルバイトができませんでした。

このような状況で、私のなかには「焦り」がありました。同期はどんどん仕事を覚えていく、先輩とも仲良くなっている、現場の仕事以外も任されている……。

そうした焦りもあったせいか、新人の頃の私は「負けず嫌い、私一人だけ勝てばいい、私一人だけ評価されればいい」という自分勝手なものでした。人から認められたい、人から求められたい……という気持ちが強かったと思います。また、同期とは、誰が早く仕事を覚えられるか、誰が先輩から仕事を任せられるかを競っていました。認められたい気持ちが裏目に出て、先輩から指摘があったり、自分とは反対の意見を言われると、不機嫌そうな態度を取っていたと思います。先輩にしてみれば、生意気な後輩だったと思います。医療現場で働いているにも関わらず、患者さんへの思いやりや、患者さんに満足してもらうためにはどうしたらよいか考えることも少なかったように思います。

【リーダー就任】

２０１４年1月、理事長がリーダー制度を創設することを決め、私はリーダーに就任しました。当時、私はまだ入社10カ月目。現場の仕事すら一人でまともにできない状態で、レセプト請求も満足に最後まで一人では作成できなくて、先輩に教えてもらっている段階です。ましてや、リーダーの役割などまったく理解できないままのリーダー就任でした。

また、リーダー制度ができたばかりなので、当然、リーダーとしての先輩やモデルもおらず、当時の新米リーダー3人が3人とも、リーダーとは何なのかを模索しながら、まっさらな道を自分たちで開拓していきました。最初の頃はひたすら、毎月の請求書、労災や自賠責の書類作成、月初作業といった事務作業をしていた記憶があります。毎日、現場での業務でいっぱいいっぱいで、遅くまでクリニックに残って泣きながら、調べながら一人作業をしていました。リーダーとは雑務をすることなのか、私にはリーダーの価値があるのか、何のために仕事をしているのか……といつも自問自答していました。

とはいえ、初めのころは理事長にもよくご指導いただいていました。言い合いに発展したこともありました。初めて担当した入社式や常勤合宿では、進行がスムースにできず、参加者をボーっとさせてしまったり、時間をもて余してしまうことが多々ありました。また、初めて行われたリーダー合宿では、高級料理を前に、本来の目的を忘れてはしゃいでしまい、理事長から大目玉をいただき、3人ともボロボロに泣きました。しかし、この大目玉、いいえ、ご指導があったからこそ、時間の使い方や仕事に対するあるべき姿勢やリーダーとしての自覚が芽生え、梅華会に相応しいリーダーに成長できたのかもしれません。また、一方で、このときに私たちリーダー3人の絆が深まりました。

リーダーになって3、4年が経った頃でしょうか、私はスタッフとの人間関係が最悪になる時期を迎えることとなります。スタッフとの人間関係が崩れ、関係がギスギスしだすと、しだいにクリニック内の雰囲気も悪くなります。後輩スタッフが私に気を遣っているのがヒシヒシと感ぜられます。チームの雰囲気が悪くなれば患者さんにも自然に伝わってしまいます。私自身も働いて楽しくないから、この雰囲気を変えたいし、気を遣う後輩にも申し訳ない……そう強く思うようになりました。いえ、この状態を変えなければならないと思ったのです。

そこで、まず自分の非を認めて、スタッフと1対1で話して、謝るべきところは謝ることから始めました。相手が求めていることを必死に知ろうとし、自分から猛アタックです。さらに嫌われてしまう結果になっても、クリニックのために自分ができることをがんばろうと自分を鼓舞しました。好きな異性と付き合うために猛アタックする男子並みに頑張っていたと思います。あとでわかったことですが、陰で上司のフォローもあり、スタッフとの人間関係は無事修復できました。

そんななかで特に影響を受けた人生の大先輩が梅華会に二人います。そのお二人の影響で、自分の在り方や性格が大きく変わったと思います。

一人は、私の前任のリーダーで、立ち上げからクリニックを支えてきた方です。テキパキと仕事をこなして無駄な動きがなく、多くのスタッフからの信頼を得ている仕事ぶりはかっこよく、今でも憧れの人でもあります。その方からリーダーを受け継ぐこととなったときに、ある言葉をいただきました。「私にできることは少ない。だから、一番早くクリニックに来てスタッフを出迎える」この言葉が私のなかに響きました。それまでは新人が早く来て準備をするのは当たり前だと思っていましたが、リーダーになってからは先輩の言葉を常に心に留め、「リーダーとしてスタッフを出迎え、皆のその日の体調や気持ちを把握するために一番早く行く」と決めて行動しました。

時は過ぎて結婚し、通勤時間が片道1時間以上かかるようになってからも、常に一番に出勤することは続けました。

もう一人には、一番身近で一緒に働きながら「患者さんへの想い」を教えていただきました。元キャビンアテンダントで接遇のプロであり、患者さんへの声掛けも素晴らしく、時には冗談も言って必ず笑顔を作り出すスタッフです。彼女のファンになる患者さんもいらっしゃいますし、信頼も厚い方です。常にミーティングや日々の会話のなかで「患者さんが喜ぶには」というワードを出され、私がついつい法人寄りの思考で発言をしたときには、ハッとさせられることが多々あります。先輩から常に問われる「患者さんのためには」というワードに感化され、自分自身も自然にその思考が身につきました。

また、先輩のいつでも挑戦している姿勢をとても尊敬しています。女性として美しく、健康であるために、また、自己啓発のためにコーチングや接遇を学び続ける姿勢、そして、人との出会いを大切にし、人から学ぼうとする姿勢、すべてがかっこよく輝いていて、私も先輩のような大人な女性になりたいと強く思っています。

ほかにも、梅華会の多くのスタッフから自分の考え方や性格を変えていただきました。うまく信頼関係が築けなかったスタッフや私の言葉で嫌な思いをしたスタッフもたくさんいると思いますが、梅華会で出会った多くのスタッフから、失敗や成功を繰り返しながらも自分は成長させていただいたな、と思うことができます。

【行動】

4年ほど前、採用担当として入職した方が、私の上司となりました。大手企業でバリバリ働いていた方なので、梅華会にとっては異色の人物です。私は異色の人物の入職に、これから何が起こるのか戦々恐々、身構えていました。

その上司は、指導も言葉での伝え方もきびしいですが、一緒に働くうちに、スタッフを守る気持ちが人一倍強い方だとわかってきました。ご指導を受けたなかで「スタッフに好かれているために仕事をしているのではない」というメッセージがとても印象に残っています。もちろん、人気者になるために仕事をしているのではないことは私もわかっていたつもりです。しかし、クリニックは女性が中心の職場ですから、どうしても陰口や仲間との絆を気にしてしまっていました。ついつい「好かれるためには」「嫌われないためには」という思考に陥りがちだったのです。上司の考えの方向性は、言葉どおり、常に患者さんや現場のスタッフのために何が最善かであり、それを実践しています。

梅華会も女性中心の職場です。結婚・出産後も働き続けられる組織づくりをするために上司は人事部を創設しました。その頃の梅華会は、すでに組織変更等の権限も理事長より経営幹部へ委譲されていました。人事部に所属できるスタッフは、結婚・出産したスタッフのみです。人事部のなかには採用課、共育課、リスクマネジメント課、労務課、保育園事務局の5つがあります。家庭の事情などで転職をしなくてはいけなくなったときにも、採用業務や共育業務の経験があれば、他業種への道も拓けます。医療事務は常にＡＩに取って代わる業種のリストに入っているため、医療事務プラスαの仕事ができるスタッフを育てるのが人事部の役割でもあります。

ある時、「業務の共育担当をつくる」ことが決まり、希望者が募られました。梅華会では、「共に学ぶ」という姿勢から教育ではなく共育としています。共育担当設置の目的は、業務の指導スピードを速くして、一人前のスタッフを早く育てることです。それまで新人に対して個々の指導者はいましたが、すべてをまとめる共育担当は存在していませんでした。私は、すぐに立候補しました。希望したのは業務の共育担当ではなく、仕事に対する姿勢や取り組み方、理念を伝える共育担当です。私には、在り方の共育が重要との考え方がありました。

共育担当をしたいと強く思うようになったのは、理事長の「梅華会を卒業してからでも、どこでも通じる人材を育てたい」という想いに強く共感したのも一因です。

私が共育担当になってから大きく変えた仕組みが2つあります。1つ目は理念研修・理念テストの実施、2つ目はコミュニケーションやチームワークを深めるための常勤合宿（後に深イイ合宿と呼ばれるようになる）の開催です。

理念研修は、私が新人のときは、理事長自らが直接スタッフに梅華会の理念や大切にしていることを伝える形式で、座学で一方的に話を聞くスタイルでした。そこからしだいに、講師が先輩スタッフになり、さらに共育担当が行うことに変更されました。私が担当してからは、ディスカッションを多く取り入れるようにして、同期と話し合ったり、考えたり、体験したりすることで学びを深めるようにしていきました。また、当初は1回だった理念テストも、理念テスト（面談）→理念テスト（プレテスト）→理念テスト（筆記）と、方法を変えて3回行うことに変更しました。

常勤合宿も、初めて実施したときは、共育担当が新人に一方的に指導する形式で、参加者から「意味がないから参加したくない」という声も上がるほど酷評されました。そこで、合宿も座学ではなく体験型学習に変更しました。共育側だけが準備をするのではなく、全員参加型合宿とし、合宿を全員でつくっていくというスタイルに変更したのです。常勤をチーム分けして、チームごとに目的を達成するためのワークを考えていきます。すべてが頭と身体を動かす内容で、一方的に話を聞く時間はいっさいありません。スタイルを変更したおかげで、参加したくない、というスタッフはいなくなり、「楽しかった」「また来年も楽しみ」との声もいただけるようになりました。

【これから目指すもの】

２０２０年、私はお腹の中に新しい命を授かりました。嬉しい気持ちと同時に焦りが出てきました。産休に入るまでに仕事で貢献しなくては、何か意味があるものを残さなくては……そう思うようになりました。また、コロナウイルスの感染が拡大している時期でもあり、すぐに在宅勤務になりました。妊娠がわかってから間もないため、上司以外のスタッフには妊娠を伝えられず、存在が消えるかのように勤務表から私の名前がなくなりました。

在宅勤務になってから、今度は雇用調整助成金の関係で休業をするようにとの指示がありました。休業の指示を受け、自分が梅華会にとって不必要な人材、力が発揮できない人材……と言われているような気持ちにもなりました。在宅では常に独りぼっちです。今まで現場で働いてきて、いつもスタッフや患者さんが近くにいるのが当たり前、お昼ご飯はスタッフとしゃべりながら食べたり、仕事が終わったら後輩と一緒に着替えたり、電車に乗ったり、そのような当たり前ができなくなってしまいました。梅華会からも社会からも取り残された感覚でした。誰とも話さずに一日の仕事が終わることもありました。当たり前に話せる環境、仲間がいる環境がどんなに嬉しくありがたいことか、職場を離れてみて強く感じました。当時は妊娠がわかって嬉しい気持ちと仕事に対する不安と同期に置いていかれる焦りの気持ちとで、心がグチャグチャになっていました。

そのことで落ち込んでいるとき、コンサルタントのKさんから救いをいただきました。それは「妊娠の時期をあなたはどのように位置付けている？」という問いでした。そのときの私は、仕事で成果を上げ、必要とされる人材にならないと……と、仕事のことばかりに思考が走っていました。しかし、Kさんは「この時期しかできないお腹の子どもと向き合う時間をとるように。この時間が2年後のあなたの力になる」と、話してくれました。こうした言葉をくれたのはKさんだけでした。

それから私は、お腹の赤ちゃんに話し掛けるようになり、「どんな母になりたいか」「家族のルールはどうしようか」と考えるひと時を楽しめるようになりました。

最後に、これからの私が目指すことを皆さんに伝えたいと思います。

私は将来、梅華会がスタッフの子どもたちが走り回っている組織になったらいいなと考えています。私が担当している研修は、子どもを抱っこしながら受けられる環境にしたいと思います。スタッフの子どもたちが、働くママの姿や勉強するママの姿を近くで見られるようにしたいのです。子どもと一緒でOK！になれば、ママでも研修に参加することができます。イベントも子どもと一緒に参加してほしいし、子どもたちにはママがどんな職場で働いているのか知ってほしいです。ママがイキイキと働く姿を見たら、子どもたちも働く意味を小さい頃から理解できるようになるかもしれません。私は、梅華会を組織全体で子どもたちを育てる、夢のある職場にしたいです。

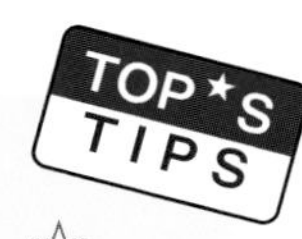

☆リーダーを置くことのメリットとリーダーの選定基準

私にとってリーダーを置くことのメリットは、なんと言っても限りある自分の時間を有効に使えるようになることです。組織が大きくなると、スタッフ一人ひとりに理事長が関わっていたのでは、１日が何時間あっても足りません。そこで、個々との関わりはリーダーにお願いして、どうしても必要なときにだけ私に連絡してもらうようにしています。

また、私の考えや組織の方向性なども、リーダーからスタッフに伝えてもらうようにしています。特に女性のスタッフには、男性の私の言葉より、女性リーダーの言葉のほうがすんなり入っていくように感じられます。

リーダーの選定基準は本当にむずかしいと思っています。現場のプレーヤーが一流に成熟したらリーダーになれるかと言えば、そうではないのです。ですから、これは本当にむずかしいのです。優秀なプレーヤーでもリーダーになるにはものすごい壁があるわけです。プロ野球の世界を見ていても、一流のプレーヤーであり、一流のマネジャーである方はごく一部だと思います。一流のプレーヤーになればなるほど、出来ないプレーヤーに対しての視線がむずかしくなるためです。

リーダーに求められる能力と言えば、なんと言っても周りと波長を合わせながら組織の成果を引き出せる力だと思います。そして、この能力は人間の成長にとって大事だし重要だと思います。周りのスタッフの状況を見て、自己中心に考えずに、調和を図れる人が適していると考えます。

そして、もう一つ、大事なことは、リーダーとなる人は組織の理念をしっかりと理解できる人でなくてはいけません。組織の理念を共有し、周囲と調和の図れる人がリーダーには向いています。

☆人事部を作った理由・目的・効果

組織運営にとって重要なことはいくつもあると思いますが、なかでも人事は特に重要です。なぜなら、人をどう采配するかによって組織全体の能力は全然違うものになるからです。

私自身が人の機微を見るというのが苦手なので、前職で年間３０００人の面談を行っていたという人材に入職してもらいました。そして、その人に人事関係はすべて任せました。これによって、組織が活力を増してきたことを実感しています。

〝置かれたポジションによって人は変わる〟とよく言いますが、本当にそのとおりのようです。適材適所とはよく言ったもので、人は置かれる場所によって全然輝き方が違いますし、肩書きによっても変わります。

人事部の運用ですが、各スタッフのやりたいことや想いとマッチする業務をできるだけさせるようにしています。「採用をやってみたい」とか、「共育をやってみたい」、「マーケティングをやってみたい」といった、本人の希望になるべく添うことが、モチベーションアップのためにもよいことだと思います。

☆スタッフを社会人としてどこでも通じる人材に育てることを目標とする理由

長い人生のなかで、梅華会で働いている時間は、わずかだと思います。人生１００年のうち、5年分かもしれないし、10年分かもしれない。どんなに頑張って働いても40年だと思います。

職場は人が成長するにはうってつけの場だと思います。その場所で輝いて働き、人として成長することができれば、後の人生に役立つと思います。

例えば、目標設定をしたり、リーダーシップをとったり、仕事のやり方を工夫したりということは、家庭生活でも子育てでも発揮できると思いますし、セカンドキャリアとして、新たな職場で活かすこともあり得ると思います。

私は、梅華会を、社会全体を良くする日本一の組織にしたいと思っているので、スタッフにも、たとえ梅華会を卒業したとしても、その後の人生において活躍してほしいと思っています。そういう人材を育てることが、私の壮大な夢です。世の中というのはすべてつながっていると思うので、いわゆるワンネスということを意識して組織を運営しているつもりです。

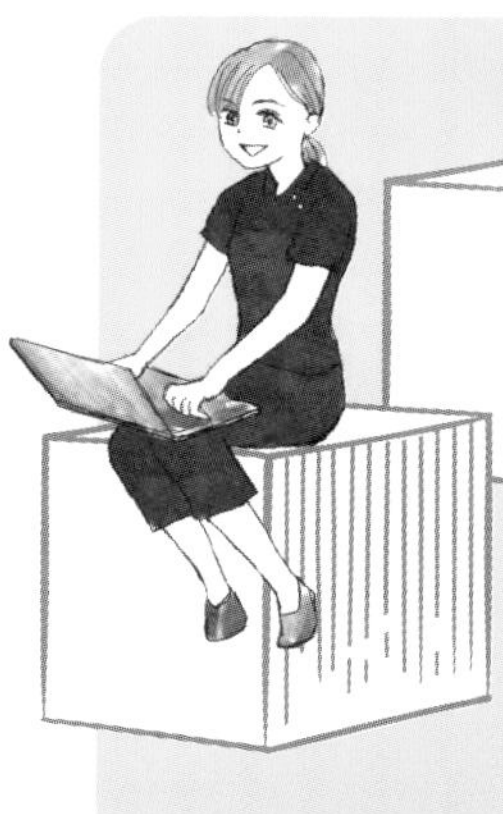

03

医療法人社団　梅華会
人事部
小野　美華（20代　入職9年目）

【梅華会との出会い】

高校を卒業したら就職しようと決めて、当時就職率の高かった商業高校に入学しました。しかし3年生になって、いざ就職先を選ぼうとしたとき、条件の良い求人は成績の良い子たちから決まっていくという、現実のきびしさを知り、悩みました。そんなある日、試験対策のためにある専門学校の特別授業を受けたことがきっかけで、妥協して就職先を決めるのではなく、もっと勉強して働きたい会社に就職したいと思うようになりました。

では、いったい自分がしたい仕事は何なのか……、商業高校で学んだことを活かせる事務職がいいな、接客も好きだから接客業もいいな、どちらもできる仕事って何だろう?……そう考えているときに、友人の勧めで医療事務専門学校の説明会に参加しました。そして、このとき、医療関係の道に進むことを心に誓いました。

専門学校卒業後の就職先として、数ある求人のなかから私が選ぶ基準にしたのは、患者との〝距離の近さ〟でした。例えば、コンビニやファストフード店のように定型の対応ではなく、個別の対応が求められる、そんな職場を探しました。いくつかの説明会に参加したなかで、気になったのは、梅華会でした。スタッフが笑顔で案内していて、学生の私にも優しく話し掛けてくれました。また、スタッフ同士も仲が良さそうで、スタッフが着ている薄ピンクの制服も可愛いいものでした。残念ながら、今は紺の制服に替わってしまいましたが……。

「私もこの制服を着て、この人たちと働きたい‼」その想いが届き、めでたく採用が決まりました。

【入職してから】

5人兄弟の末っ子として生まれ、4人の兄に囲まれて甘やかされて育った私には、何かトラブルが起きても誰かが何とかしてくれる、という考えが身に染み付いていていました。ですから、注意力が低くミスも多いうえに、ミスを次に活かすことができません。職場においても、誰かが助けてくれるので、いつまでも一人で仕事ができませんでした。たくさん周囲のスタッフに迷惑をかけ、助けてもらうたびに反省し、悔しい思いもしました。

けれど、向上心の高いスタッフのなかで、いつしか自分のミスは自分で挽回しないといけない……そう思うようになりました。また、理事長がよく言っている〝問題対処ではなく問題解決〟のためにはどうしたらよいか……を考える習慣もでき、問題が起きても、すぐに改善の行動がとれるようになりました。この短所とも思われる過去のミスの多さを活かし、今では共育担当（梅華会では教育を、共に育つ共育にしています）として、誰が行ってもミスが起きない仕組みづくりをしています。

【クリニック初めての産休・育休の取得と職場復帰】

入職3年目に結婚、その翌年から2年半の産休・育休に入りました。当時、梅華会の医療事務では、まだ産休・育休を取得したスタッフがおらず、そもそも休暇を取っていいのか、また、休暇を取れたとしても復帰後どのように働けるのか、まったく決まっていませんでした。けれど、ありがたいことに、理事長が、女性が働き続けられる職場にしたいと常々おっしゃっていたので、産休・育休も取れるという選択肢を与えていただきました。

とはいえ、やはり今までの事例がないので、ネガティブな思考ばかりが頭に浮かびます。産休前に何を決めたらいいか、復帰後はどうなるのか、そもそも皆が認めてくれるのか……そうなると最後はやはり退職とまで考えるようになっていました。

そのときに相談した相手は、小学生のお子さんがいながら常勤として働いている先輩スタッフでした。「せっかく産休や育休をもらっても、もし復帰できなかったら迷惑を掛けてしまうかもしれない」と相談すると、彼女は「復帰できるかどうかは、状況によるし、そのときに決めたらよいと思う。何よりも、小野さんが休暇を取ることで、これから結婚・妊娠を望むスタッフが、今後も梅華会で働き続けられるというイメージをもって働くことができるではないですか！」と言ってくれました。その言葉に勇気をもらい、徐々に自分が若いスタッフのモデルになりたいというポジティブな想いを強くもつようになっていきました。

「午前8時30分～12時30分、午後15時30分～19時30分」というのが、私の産休・育休前の勤務時間です。職場への通勤は片道1時間かかっていたので、帰宅時間は早くても20時半でした。20時半って、子どもがそろそろ寝る時間じゃない？　やっぱり、休暇前の時間じゃ働けないな……。保育園のお迎え時間は18時半までなので、遅くても17時半には退社しないといけません。職場復帰するとなると、まずはじめの問題は勤務時間でした。

診察現場に入ったとしても、17時半に途中退社することになります。ちょうど仕事帰り、学校帰りの患者さんの来院で忙しい時間帯にスタッフが一人減って大丈夫なのか。周りのスタッフの負担が増えるのではないか。そのような不安でいっぱいでした。

この問題を解決してくれたのは、上司と同期のスタッフの一人でした。二人は他のスタッフより早く帰っても問題が起きないように、院長やスタッフたちへの交渉など、私が知らないところでたくさん動いてくれました。そして、午前は診察現場で業務を行い、午後は診察業務から外れて別の業務ができるように、人事部への配属もしてもらえました。他のスタッフより勤務時間が短くても、業務の内容で価値を見出せるのではないか……と、職場復帰への自信がつきましたし、ここまでして迎えてくれる環境に感謝しかありません。

そんなこんなで復帰できるようになったのですが、私の職場復帰の顚末は復帰してから1年以上も経ってから知りました。そして、私より先に休暇を取っていた看護師のスタッフが、上司に「スムースに復帰できるように、サポートしてあげてください」と言ってくれていたことも知りました。このとき改めて周りの人の温かさに感動しました。お互いを思いやって働ける梅華会の風土というものは、一人ひとりの行動の積み重なりでできていると感じます。「大丈夫？」「何かできることはある？」と言うだけでなく、それを、行動に移すことで、現実に助けられると思います。

産休・育休は法的に認められた労働者の権利です。けれど、どの業種でも簡単にそのような制度が運営できるわけではなく、周りの支えによって様々な問題を一つひとつ解決したからこそ成り立っている制度なのだと思います。ですから、私としては、ライフスタイルに合わせた働き方を実現してくださった理事長はじめ、スタッフの皆さんに感謝しかありません。これからは、私も周りの人への感謝を行動で返していこうと思っています。そして、いつか、日本中のクリニックでこれがスタンダードになることを望んでやみません。

さて、いざ復帰したら、まず今までの業務を思い出すことから始まりました。梅華会では、日々PDCAが回され、スタッフの意見でどんどん業務の手順が変わります。休暇中に仕組みや方法が変わったこともたくさんあり、戸惑いもありました。自分は新人のような感覚に戻りますが、後輩スタッフ達から見れば、私は入社7年目の先輩ですから、ミスを指摘することは簡単ではなかったと想像します。ですから、見て見ぬふりをせず指導してくださる先輩や、恐縮そうに教えてくれる後輩の存在はとてもありがたく、嬉しかったです。

また、新しく配属された人事部では、新しく覚えることばかりでした。今まで医療事務としてしか働いたことがなかったため、現場での業務以外にいくつものタスクをこなしてくことには慣れていませんでした。

一方、プライベートはというと、仕事が終わったらダッシュで子どものお迎えに保育園に行って、晩御飯づくり↓食事↓入浴↓寝かしつけを、夜21時完了を目標に行う毎日です。職場での仕事の内容も、プライベートの時間配分も、すべてが今までとまったく違います。時間内に自分の仕事を終えることができず、家に持ち帰ることもありました。夕食前、お腹が空いて泣いている子どもに、とりあえずお菓子を食べさせて、仕事のチャット対応をすることも何回もありました。

結婚したら家庭優先、子どもがいるなら子ども優先、そう考えられない私はダメな妻、ダメな母親なのか、でも仕事で遅れを取りたくないし、休んでいたぶん早く皆に追いつきたい……そう思いながらも、目の前のことをこなすことに必死で、心に余裕はありませんでした。

しかし、心に余裕がなくなると、仕事にも支障が出ます。普段なら気付くような小さなミスがたくさん増えました。スタッフから指摘され自信をなくす、自信を失うとまたミスをする……という悪循環でした。そのとき同期のスタッフからメッセージが届きました。「無理をして時間外にチャットの返信などをしていると、これから出てくるワーママもそうしないといけなくなっちゃうよ」という内容でした。すごく気を遣った丁寧な長文でした。今考えると、客観的に見て感じたことや考えを、自分に直接言ってくれる相手はとても貴重な存在です。傍から見ていて、見るに見かねて送ってくれたメッセージだったのでしょう。しかし、心に余裕のなかった当時は、悔しくて悔しくてすぐには受け入れられませんでした。

何もかもうまくいかない悪循環から抜け出すために、モチベーションアップや、精神力を養う本を読んだり、セミナー動画をいくつも観たりいろいろ試してみました。でも、問題を一人で解決しようとしないで身近な人に気持ちを吐き出すことや、子どもに甘えることが一番心を癒してくれて、頑張ろうと思える元気の源だったように思います。また、仕事の仕方についても上司やスタッフに相談することで解決することができました。苦手だったタスク管理については、タスク管理シートを使い仕事を〝見える化〟する方法で、無理なく仕事をこなせるようになりました。そのシートには「依頼された日・期日・完了までに必要な時間・仕事の詳細」などが書かれており、上司にも共有をしているので、報告もスムーズになり、仕事を持ち帰ることもなくなりました。

今では、子供にご飯を待たせる罪悪感もなく、仕事とプライベートを両立することができています。うまくいく環境をつくるためには、失敗したやり方を変えないといけないことを改めて感じました。

【これから目指すもの】

当時、私一人だった育休明けスタッフも現在では3名に増え、休暇中のスタッフも2名となり、梅華会ではライフスタイルに合わせた働き方ができる環境が当たり前になりつつあります。それはとてもありがたいことですし、組織のトップや周りの仲間が「様々なライフステージの女性がイキイキ働く職場にしたい」と言ってくれることは本当に心強いことです。しかし、それを当たり前だと思わず、たとえ短時間勤務だったとしても、自分の最大限の力を発揮できるように。組織の一員だということを決して忘れないことが大切だと思っています。

産休に入る際に決めた〝働くお母さんのモデルになる〟という目標。産後・育児休暇をとるスタッフは増えましたが、目標はまだ続いています。現在保育園の息子が、小学校に入学したらどうなるか？　ほかに想像できないことが起きたら？……と、課題はたくさんあります。また、復帰するスタッフやそれを支えてくれる周りのスタッフの不安も解消できるように、教育の仕組みをつくることも必要だと感じています。休暇中に変わったことがマニュアルを読めばわかる状態にすることや、教育できる状態をつくり、すぐにキャリアを取り戻せるようにしたいと考えています。

そして、休むときはしっかり休んで、働けるときには一所懸命。母の自分、妻の自分、仕事中の自分——どの自分も大切にできる組織をつくっていきたいし、そういった環境を提供できるクリニックが全国に増えればいいなぁ、と思っています。私自身がそのようなイメージをもてることも、今の環境があるからです。この環境をつくってくださった理事長をはじめとするスタッフの皆さん、陰で支えてくれる家族、仕事の相談にも乗ってくれる友人、本当に心から感謝しています。本当にいつもありがとうございます。

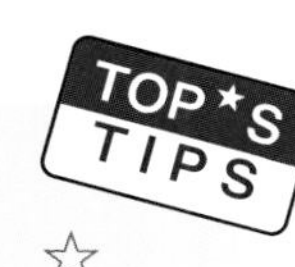

☆職場見学に来る就職希望者への対応として気を付けていること

職場見学のお願いを受けたときは、すべてをさらけだそうという話をしています。採用は、ある種、結婚のようなものです。お互いが同意しないと結ばれないものであるし、お互いが好きであるからこそ長続きすると思うので、就職希望者に対しては包み隠さず全部見せるようにしています。

例えば、梅華会は「いい意味で公私混同しています」ということで、アフターファイブもいろいろな飲み会やイベントがあることや、スタッフ同士でいろいろな交流があることなど……全部話します。終業後まで職場の人と関わるのは嫌だという人もいると思うので、それが悪いというわけではないですが、梅華会には合わないかもしれないと伝えています。また、スタッフの昼休みの過ごし方、昼休みに勉強会が行われることもあることなどもすべて伝えています。

☆採用に対する取組み

梅華会では、言われた業務をきちんとこなすだけでなく、カテゴライズされた以上のことをやってみたいというスタッフを必要としていて、従来の医療事務をこなすだけのスタッフはいりません……というメッセージを出して採用しています。これは、他院と異なるところだと思います。

ＡＩが発達して医療業界が変わると、医療事務のなかの定型業務はＡＩに取って代わられます。であるなら、ＡＩができることはＡＩに任せましょうとスタッフにも言っています。受付業務も会計業務もなくなると言われるなか、人間がＡＩに負けない考える力と共感する力の２つをしっかり磨いて業務をしようと思っているスタッフが、これからの医療業界で生き残れる人です。ですから、スタッフにいろいろな仕事に対する興味関心をもってもらうような仕組みづくり、キャリアパスに取り組んでいるというところです。

☆スタッフ同士で問題解決できる仕組みとそのことに対する理事長のスタンス

スタッフ同士で問題解決できるようになるには、ミーティングの質と量を重ねることだと思います。そして、ミーティングの質を高めるためには、朝のミーティング、昼のミーティング、終礼を実施し、そのなかに、個々が考える時間をつくることが必要だと思います。また、問題解決するときに一部の人だけが発言するのではなく、皆が誰でも思ったことを言える環境をつくる必要もあります。それには、他者の発言を否定しないことが大切だと思います。なぜなら、発言を否定すると、若いスタッフほど何も言えなくなってしまうからです。

また、一部の人だけが発信して、その意見が通るようになると、他の人が考えなくなってしまいます。そこで、複数のプロジェクトを立ち上げ、一人ひとりが考えて発信できる環境と風通しの良い文化をつくっていくと、様々な問題をスタッフ同士で解決し、理事長の出番が必要なときはその要請がくるようになります。スタッフ同士が問題を解決する場面では、トップである私が発言すると皆の思考がフリーズしてしまうので、できるだけ私は口を挟まないようにして、見て見ぬふりをすることで、現場のことは現場で解決できるよう導いています。

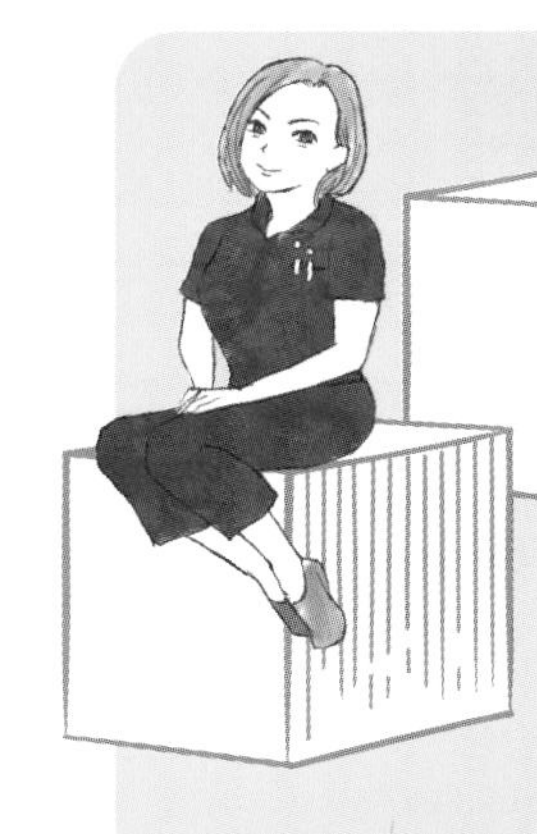

04

医療法人社団　梅華会
赤井 澄恵（40代　入職10年目）

【梅華会との出会い】

2011年8月、梅華会に入職しました。梅華会の採用試験を受けたのは、まったくの偶然でした。夫の海外勤務で外国に暮らし、帰国後通っていた医療関係の専門学校の採用掲示に目が止まり、面接の練習との軽い気持ちでの受験でした。これが自分の新しい場所を見つける第一歩だったのです。

新卒で入った会社のキャリアを捨てて結婚して子どもを産み、家庭優先の毎日を過ごすことにずっと違和感をもっていました。でも、それが女性にとっては普通のことで、自分のことは二の次が当たり前の世の中だったように思います。家族中心の生活、夫の社会生活へのバックアップ、子どもとの時間、ご近所とのつき合いｅｔｃ・……すべてを背負い、それらの環境に自分を合わせることが自分の責任だと言い聞かせていた矢先、夫の転勤で海外へ行き、赴任先での女性の活躍に衝撃を受けたのを覚えています。

赴任先の女性たちは、責任ある仕事をもち、家事は無理のない範囲でこなし、夫婦で協力し合いながら家庭生活を送り、週末には家族で充実した日を過ごしていました。友達を呼んだ食事会も月に数回開き、ときには仕事を早く切り上げて趣味のレッスンへ行くことさえあります。そこで見た女性たちは、神様が与えてくれた1日は誰でも平等に同じ24時間なんだろうか……と思うほど、内容の濃い生活を送っていました。

彼女たちと話をすれば、話題は豊富で、意見を述べる他人を尊重する心も伝わってきます。気配りのある女性らしさも抜群でした。何よりもとても人生を楽しんでいる雰囲気が伝わってくるのです。そうした彼女たちが口にする「あなたが幸せじゃないと、家族も周りも幸せではない」という言葉がとても印象に残っています。彼女たちの経験を聞き、話をすることが、のちに私の財産となりました。

そんな彼女たちの後押しや家族の理解もあり、その地で2つ目の新しい職業にチャレンジしました。現地の航空業界での客室乗務員の仕事でした。この歳で？　子どもも小さいのに？　言葉の壁は？……私のすべての不安を消してくれたのも彼女たちです。「問題ないわ！　周りに助けを求めなさい。一人で答えは出せないのよ。必ず誰かが助けてくれるわ」その言葉どおり、6年間仕事を続けていくなかで、ほんとうに周りに助けてもらいました。

夫の協力はもちろんのこと、夫の職場がそんな妻をもつ彼を理解しサポートしてくれました。働く女性が多いこともあり子どもを預ける学童保育も充実していました。それにご近所の方の支えがあり、社会全体が助け合う気持ちを当たり前としている雰囲気もありました。特に仕事上で、支え合いの雰囲気を感じることが多かったと思います。

1回のフライトで、チームは機長も入れて13人。13人が協力し合うことで、そのフライトのクオリティが決まります。仲間を支える気持ちを言葉で表現するのが常で、「うまく行ってるか」「大丈夫か」とお互いが声を掛け合っていました。特に男性クルーの同僚女性クルーに対しての気配りがとてもスマートだと感じました。客室乗務員の仕事は見た目より非常に体力のいる仕事です。お客様に対しては当然の気配りですが、体力のいる作業のなかでサービスがうまく回るように、男性としての役割を理解したうえでの女性クルーを助ける気配りや姿勢は、日本ではなかなか浸透してない意識だと感じました。仲間への感謝の気持ちも増し、さらに女性として仕事をしている意識が、仕事にも良い影響を与えるなと思っていました。

フライトで、仲間たちからは毎回、「日本語で、肉や魚は何というのか」「楽しんでるか？って日本語でどう言うの」と質問されます。母国語以外にも、英語が堪能な彼らにも関わらず、敢えて日本語を覚えることを楽しんでいました。相手が驚き、喜ぶ様子がギャレー（食事を用意する場所）での話題になっていました。「日本人はなぜ食事チョイスに時間がかかるんだ」「とてもシャイな人種だね」ｅｔｃ・……毎回、感想も質問もたくさんで、みんな日本に興味津々でした。

仲間たちからの質問に答えていくうちに、私自身は、日本の常識やもてなしについて考えるようになりました。サービスの均質化を図ることや、わからないことを再度確認する意味でマニュアルは欠かせないものですが、彼ら彼女たちのおもてなしのなかには、それでは測れない何かがいつもそこにありました。日本のおもてなしにそれをプラスできたらいいのにと感じ、これこそがもてなしの精神、おもてなしの神髄だなと思いました。

帰国後、仕事を探すうえでは医療業界に注目をしていました。もともとサービス業と言われる業界よりも、本当にサービスが必要とされるべき分野に自分の経験を活かしたいと思っていたのです。そこで、医療事務の学校に通い、採用募集に応募し梅華会の面接に臨みました。

医療事務経験のない私は、即実践できるスキルをどれくらい必要とされるかが気になっていました。また、客室乗務員の経験が医療業界にアレンジできるかどうか不安でもありました。理事長は一言「異業種からの採用にまったく問題はない」「経験がないことがプラスになる」と言ってくれました。「今までのクリニックとは別のもの、クリニックの枠にとらわれず、新しいクリニックのスタイルをつくろうとしているこのクリニックに君は必要だ」とも。さらに「あなたが航空業界で行ってきたおもてなしを医療業界用にアレンジする必要はなく、そのままで試してみてほしいし、経験を積んできたあなたの目線でものごとを考えてほしい」とも言われ、とても驚いたことを覚えています。また、「どのようなスタイルがつくられていくかは想像でしかないが、提案したことがかたちになり、患者さんの満足につながれば仕事も楽しくなる」と言われ、何よりも働く楽しさは自分しだいと感じさせてくれました。

新しいクリニックをつくる過程で、新しい自分を発見し、そこに何かを見い出せば、きっと自分も次のステップに進めると感じるとともに、何より、自分より先にすでにクリニックのサービス業としての在り方を考えている人がいるのだと驚きました。併せて理事長の自分への期待値を感じ、責任とともに仕事を一緒にさせてもらいたい気持ちになったものです。そして、練習のつもりの採用試験が入職の決意を固めるに至ったのは、誰でもない〝私自身の目線〟だったのです。

【入職してから】

入職して3カ月ほど過ぎた頃、理事長から指示がありました。毎週、どんな些細なことでも気が付いたことを5個見つけ、より良くするにはどう改善するべきかをまとめ、週末に提出するように言われたのです。業務の効率性、接遇、人間関係、物品の購入、教育方法ｅｔｃ．――あらゆる分野を提案しましたが、なかでも接遇に関して多くの提案ができたと思っています。患者さんの鞄の持ち方、患者さんの発言に対する相槌の打ち方、子どもさんへの接し方、時間帯による挨拶の変化、人との距離感――客室乗務員の経験だけではなく、今までの自分の社会経験や知識のすべてが役に立ったと思っています。気が付くと自分が苦労したことほど、説明がしやすかったのです。失敗したことは、自分のなかにいつまでも記憶に残り、警告してきます。失敗をしてきたことにとても深い意味を感じた瞬間でした。

理事長は、改善点をどのようにクリニックに反映させていくかの方法も選ばせてくれました。最初の3～4カ月間は、新人の私からあれこれ指摘するよりも、理事長自身からの提案として話すほうがよいとの理事長の配慮がありました。スタッフへの影響も考えての気遣いをしてくれたのです。

この業務により自分の気付きがかたちになっていくことで毎日が充実し、一つひとつの業務を何度も見直す訓練にもなりました。また、自分の感覚だけでなく、スタッフ一人ひとりがどのように業務をこなしているのか、どのような気持ちで仕事をしているのかを観察する癖がつき、いつの間にか、よりいっそうコミュニケーションを取るようになっていきました。人に興味をもって、観察すれば気付きも経験も増えます。何に喜び、何に困っているかをキャッチする自分自身の感覚を磨くことで、それが最終的には患者さんに良い影響として反映されることが肌でわかるようになっていったのはこの訓練のおかげでした。前職の経験もプラスした提案で、スタッフたちと患者さんとの距離が少しずつ近くなっていくことが嬉しかったです。

【雇用形態に縛られない働き方】

ところが、入職して1年が過ぎたころ、日々の業務と現場以外での仕事とで忙しく、しだいに自分のペースがつかめなくなり体調を崩していきました。また、家に帰ると家事は溜まっており、妻として、母として、働く女性としての役割に追われ、いつの間にか、ただひたすら目の前の事をこなす毎日になっていたのです。〝理想の自分〟など考える余裕などなく、しだいに仕事もつらくなり、ついに私は退職を申し出ました。

しかし、大いに悩んだ末の私の申し出に、理事長が口にしたのは、「では、しばらくパートで勤務してみてはどうですか」という意外な提案でした。今の仕事内容でパート？　と思いました。そのとき私は、パートは常勤スタッフのサポートであり、基本業務以外の仕事はもたない、あくまでも家族が中心の生活で、家計の助けのための勤務なのではないかと思い込んでいました。そんなとき、ふと、海外の女性たちの言葉を思い出しました。

「あなたが幸せじゃないと、家族も周りも幸せではないのよ」「周りに助けを求めなさい。一人で答えは出ないのよ」という、あの言葉です。

やりたい仕事があるならば、パートに対する固定概念を捨て、新しい自分のパートの形態をつくろうと考え直しました。パートの最大のメリットは、自分で時間管理と業務の整理ができることです。それ以降、仕事と自分の身体やプライベートなこととの間でバランスを崩すことなく、むしろ今は、趣味ももち、以前よりも多くの仕事に携われるようになっているように感じられます。

【これからの私が目指すもの】

梅華会で仕事をする楽しさは、経験や知識、勤務形態に関わらず、興味があれば資格がないとできない医療行為以外のどんな業務にも参加できることです。例えば私の場合は、医療事務の仕事に加え、共育、採用、研修、マーケティング、開業医コミュニティのＭＡＦへの参加ｅｔｃ・。

私もいくつかの業務に参加していますが、そのことで、よくスタッフや友達に聞かれることがあります。なぜパートでそこまで仕事を増やすのか、と。確かにパートは時給も安く、責任を負う必要もないので、与えられた仕事をするだけで、楽に同じ時給をもらうことも簡単です。しかし、私にとって仕事の対価はお金ではありません。経験と人との出会いだと思っています。経験を積むことで、知識を蓄え、物事が判断できるスピードが速くなり、すると発言にも説得力も生まれ、臨機応変な対応にも強くなっていきます。何よりも先を見通す能力が身に付いていくので、自分の人生の質も変わってくるのです。人との出会いも同じです。人と出会うことで他の人の価値観や考え方に触れ、自分の思考を柔軟にすることで、選択肢が増え、世界観がひろがり、理解力を高めることができます。今まで生きてきた私の人生の財産は、経験と人との出会いなのです。梅華会で仕事をすることで、さらにたくさんの経験を積み、たくさんの人との出会いをさせてもらいました。パートとしてわがままを言わせてもらいながら（笑）、楽しく仕事をしています。

私には仕事を進めるときに気を付けていることがあります。それは、その仕事の目的を意識して、応用可能な範囲を考えることです。どんな仕事でもどう応用して活かすかを考えると、仕事に対するモチベーションもアップします。次に私が現在行っている業務に対する姿勢を紹介したいと思います。

①採用

限られた時間のなかで、人を観察してその人の能力や人間性を見極めることは、とてもむずかしいことです。この仕事は、面接を通して自分のコミュニケーション能力を磨く第一歩だとも捉えています。

面接では、できる限り自然な雰囲気をつくり、有効な質問を考え、相手の反応を見ながらクリニックとの相性を観察していきます。と言いつつも、最終的な判断は、目の前の相手と自分が一緒に働きたいかになりますが……（笑）。

採用という仕事は、短時間で相手の重要なポイント掴み、見極める自分自身の判断力を訓練することにもつながります。

②共育

自分の娘のような年齢のスタッフを教えるときは、年齢の垣根を外すようにしています。自分の常識と経験はいったん置き、彼女たちと同じ気持ちで仕事を捉えることを心掛けます。

マニュアルのとおりに教えても、そのとおりに伝わるとは限りません。教えるほうと教わるほうの信頼関係があってこその共育です。そのためには、普段からのコミュニケーションも大切にし、相手が普段はどんなことに興味を示し、何に笑い、何に悲しむかなど、最近の様子にも関心をもつようにしています。

教えることよりも教わることも多いのが共育の特徴。だから〝教育〟ではなく〝共育〟なのです。後輩スタッフたちを教えることで、自分に足りないところを発見することも少なくありません。また、どのようにすれば正しく伝わるのかを双方で一緒に考える場をつくることも、教える側の責任だと思っています。

③接遇研修

研修をするうえで大切にしているのは、教えるほうも教わるほうも楽しく学ぶことです。お辞儀の角度や、診察券を両手で渡すことなど、かたちや丁寧さだけの接客は研修では行っていません。接遇を受ける側になったときの自分の気持ちを考えることや、チームワークの取れない状態でのミッションの遂行など、実務を通じて課題を自分自身で見つけ出して考えてもらうような研修を心掛けています。

また、スタッフには可能な限り患者さんに声掛けをし、話をするようにお願いしています。クリニックでの接遇の最高の指導者は患者さんだからです。患者さんに興味をもち、観察し、そして行動してみます。研修で感じた考えや学んだことは、実践することで初めて自分のものとなります。声掛けのタイミングや患者さんとの距離感、また、相手の求めていることなどがわかるようになってくると、患者さんとの距離がぐっと縮まったことを実感できます。

スタッフの顔を見るだけで患者さんに安心してもらえるようなクリニックにすることを目標とし、これからも有効な研修を考えていきたいと思います。

④ＭＡＦ
同じ組織のなかで仕事を続けていくと、そこでの仕組みや業務内容、人間関係が当たり前であり、常識になってしまいます。すると、自分のクリニックの良いところも悪いところも見えなくなってしまいます。

ＭＡＦに参加して、他のクリニックの先生方の悩みや、うまくいってる取組みを聞くことで、他院の様子がわかり、刺激を受け、自院を見直すきっかけになります。

自分の置かれた環境に感謝するとともに、周りのスタッフには、ＭＡＦには自分のクリニックの将来像や自分の立ち位置を再確認できる機会があることを伝え、参加を働きかけています。自分の働いているクリニックの方向性を知ることはとても重要です。よりよいクリニックをつくるためのアンテナを常に磨くチャンスがＭＡＦへの参加だと思っています。当事者意識をもって、自分の仕事の質を上げていきたいならば参加してほしいと勧めているところです。


キラキラな自分になれるとか、イキイキ働くってなに？――世の女性たちで自分が身を置く職場に輝く自分を求めている人は多くはないと思います。仕事はあくまで生活のためのものであって〝自分の世界〟のために職場を選ぶことは少ないのではないでしょうか。

しかし、新しい世界を職場に見い出せば、新しい発見が必ずあり、世界が広がります。家族がいるから、時間がないからと、自分で世界を固定し、小さくする必要はないと思います。今までの経験と知識を必要としてくれる人は必ずいます。若いスタッフ、同僚、患者さんｅｔｃ・…。多くの働く女性に、職場で自分の中の可能性を見つけて、女性としていくつもの世界で人生を楽しむことを躊躇せず、一歩前進してほしいと思うのです。

世の中の働く女性に「あなたが幸せじゃないと、家族も周りも幸せではないのよ」と私からもメッセージを送りたいと思います。

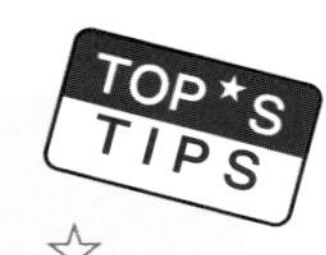

☆異業種からの中途採用に対する考えと採用基準、運営にどう活かすか

ある業種にとっての常識が別の業種にとっての非常識であり、また逆も真なりです。異業種から中途採用するメリットは、医療業界の者には考えつかない発想やアイデアがあることだと思います。

梅華会には、以前はキャビンアテンダントだった人、ホテルマンだった人がいて、その人たちはおもてなしのレベルが違います。例えば、患者さんにお子さんがいて、問診票を書くのが大変だとしたら、その問診票をカウンターの外まで持っていって、一緒の目線に座って問診票を書くお手伝いをしてあげたり、子どもをあやすお手伝いをしてあげるといったことを彼らは自然とやります。以前の梅華会では、なかなかここまでできなかったのですが、患者さんがとても喜ぶということがわかると、医療業界しか知らないスタッフも、どんどんやってみようという気持ちになります。患者さんの満足度アップにつながることは間違いありません。

異業種からの採用はお手本になることがあるという一方、組織の理念の共有については、注意をしないと、採用後お互いに苦労することになります。例えば、患者さんに寄り添うことは、今までは、業務上のやり方レベルで知っていることだったものが、この業界では、在り方レベルで扱う内容です。これは、一歩間違えると、前からいるスタッフとの間での理念の共感の違いが生まれて、人間関係に支障が出てしまうことにつながりかねません。異業種からの採用は、クリニックの理念が共感できているかをしっかり見極める必要があると思います。

中途採用者からは、〝やり方〟に関してのスキルを吸収しつつ、〝在り方〟に関しては、もう一度再教育と言いますか、リカレント教育するなかで、前職との違いについて理解してもらうことが大切です。入職前に説明したうえで、入職後もう一度確認する必要があると思います。

☆時間的に常勤が無理なスタッフにパートを勧めるに当たって

女性の場合は、結婚・出産・育児、様々なステージがあるので、時間的に仕事と育児というように仕事とプライベートの両立がむずかしいということはよくあることだと思います。そのようななかで梅華会は、どんなステージでもずっと働いてもらうことも、ある程度育児が終わったら仕事に復帰してもらうことも可能にしたいと思うので、企業主導型託児所を設置したように、そのタイミングで頑張ってもらえる体制を、組織として整えたいと思っています。

そこで梅華会では、育児休暇あり、産休あり、パート勤務あり、時短あり、復職あり、いろいろな方法を採っています。もっとも、これには現場にいる他のスタッフの理解も必須です。これからやってくるますますの人材難の時代においては、絶対にこのような取組みをしておくべきだと思うし、併せて、2年、3年と掛けて育てた医療従事者としてのスキルが、そこで途絶えるというのは本当にもったいないと思うので、これからも、様々なステージの女性スタッフが働きやすい職場環境になるよう改善していく所存です。

常勤がむずかしくなったスタッフにパート勤務を勧める場合、スタッフの収入減に関しては致し方ないことだと思っています。それはスタッフたちが自分のなかで折り合いをつけるしかないのではないでしょうか。これはもう理想ですが、スタッフたちには時間いくらで働く概念から、時間を超えて自分に対して価値を見い出せる働き方になってほしいと願っています。梅華会ではその道は用意されています。例えば、スタッフのなかで講師としての仕事をすれば、時給は受付の医療事務の時給を超えますし、スタッフマネジメントの仕事をするならば、それに対する付加価値は付くので、同じ時間働くのであっても、業務により時給を高くしてより収入を多くする対応は可能です。あとは、そのスタッフの考え方に掛かってくると思いますが、そこまでの在り方教育が大きく影響するのではないでしょうか。

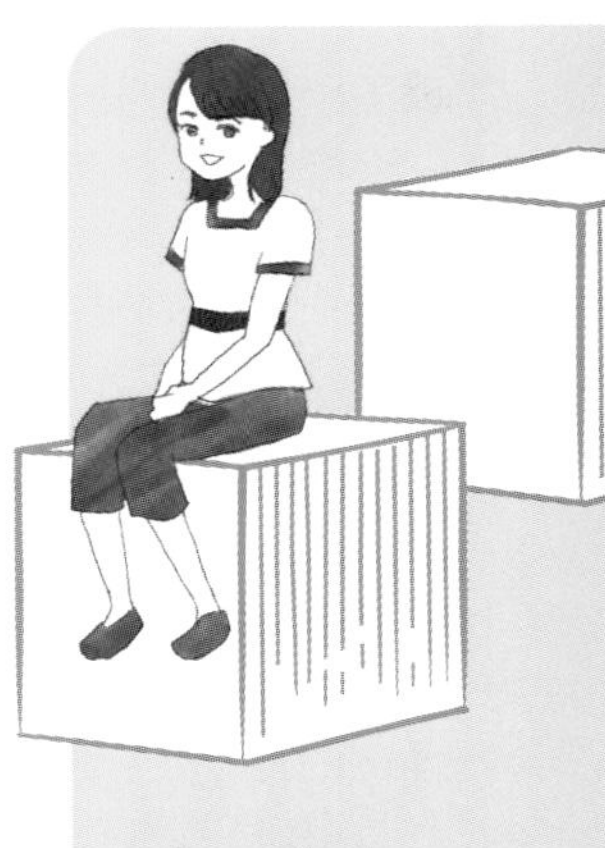

05

おおこうち内科クリニック リーダー・管理栄養士
加藤 有加里（40代 入職7年目）

【おおこうち内科クリニックとの出会い】

愛知県稲沢市にあるおおこうち内科クリニックで管理栄養士として、そして現在5人いるリーダーのうちの1人として働いています。

もともと私は大学を出た後、9年間商社で経理事務をしていました。ですが、持病の潰瘍性大腸炎の悪化により入院を何度もしたことをきっかけに、私も医療の仕事に携わろうと思い、管理栄養士を目指すことにしました。まずは短大に入りなおして栄養士免許を取得し、卒業後は、総合病院の厨房で調理業務を経験しました。それから再び大学3年次に編入して2年間勉強し、国家試験を経て無事管理栄養士免許を取得しました。

そのときの私の年齢は36歳、この年齢で医療業界の経験があまりない管理栄養士を採用する病院やクリニックはほとんどないのが実状です。現に、問合せの時点で年齢を理由に断られたりもしました。

今のクリニックに入職するきっかけとなったのが、クリニックのホームページです。とにかく働きたいという思いから、インターネットで管理栄養士を募集している職場はないか探しまくりました。そこでヒットしたのが、今のクリニックです。そのときは管理栄養士は募集していなかったのですが、管理栄養士を雇っているクリニックということで、何とか自分も採用してもらえないかとダメ元でメールしてみました。面接では、患者さんのために働きたいことをアピールし、経験は何もないけれど管理栄養士の仕事をさせてもらえるなら、医療事務など専門外の仕事でも頑張ると伝えたところ、それからとんとん拍子に話が進み、めでたく入職する運びとなりました。

【入職してから】

入職してからは、医療事務はもちろんのこと、栄養相談も初めてのことでとにかく必死でした。今だから言えますが、その頃のクリニックは、ちょうどクリニックの暗黒時代と呼ばれていた最悪な時期でした。スタッフ同士での言い争いやミスの押しつけ合いが起きたり、診療中に人間関係が理由で泣き出したりしてしまうスタッフもいるほどでした。ミーティングをしてもとても暗い雰囲気で、先生からの言葉もスタッフはただ聞き流しているだけのようでした。そのようななか、引継ぎもほんの3日で前任の管理栄養士が退職されてしまい、管理栄養士は私一人だけになり、どうすればいいんだと途方に暮れました。医療事務のことも、先輩に聞きたくてもなかなか質問できない雰囲気で、ちょうど同時期に入職した医療事務スタッフに教えてもらいながら何とかやっていました。

そうこうしているうちに、スタッフはどんどん入れ替わっていき、数カ月で自分が先輩という立場になりました。教えてもらうのを待っていたのでは到底間に合わず、自分で何とか勉強するしかなかったのです。とにかく受け身の姿勢でいては、いつまでたっても成長できないということです。

最初の1年間はあっという間に過ぎていきました。自分で何とかしなければという思いから、疑問に思ったことははっきりと相手に言っているうちに、それまでのクリニックの雰囲気を若干乱してしまったようにも思います。自分のことに必死で、周りの人の気持ちまで考えて発言できていなかったからだと思います。入職して間もないスタッフがあれこれ意見すれば、先輩スタッフは嫌な気分にもなるでしょう。そのせいで先輩からきびしいことを言われたりもしましたが、一方で、優しく応援してくれた先輩もいました。

入職して1年半くらい経った頃、院長からあるセミナーに一緒に行かないかと誘われました。クリニックの運営に関して、院長やスタッフが一緒に勉強するセミナーでした。内容は何だかよくわからないけれど、タダで勉強させてもらえるのならラッキー。そんな軽い気持ちで私は参加することにしました。

しかし、私はこのセミナーで大きな衝撃を受けることになるのです。今まで医療に関する学会や栄養学の勉強会には参加していましたが、このような院長とスタッフが一緒になって、経営やクリニックの在り方を学ぶというセミナーは初めてでした。以前の私は、医療に対する自分の理想と現実との差に反発心や疑問を抱えていました。なんでこんなやり方なのか、なんで院長はこんなことを言うのか、このやり方では患者さんのためにならないｅｔｃ・。なんでなんでと、そればかりで頭がいっぱいでした。

でもその考え方は間違っていたことに、セミナーに参加して気付きました。クリニックは私のものではありません。ですから、当然、クリニックを私の思いどおりにしようとするのは、おかしなことだったのです。セミナーを受けたことで、院長の想いや考えを共有し、院長が理想とするクリニックを一緒につくっていくのが私たちスタッフの役割だと気付かされました。当たり前ですが、スタッフのお給料を払っているのは院長です。私が経営者だとしても、自分が理想とするクリニックをつくるのに、お給料を払っているスタッフにも一緒に協力してほしいと思うでしょう。それからは、クリニックを良くしていくためにはどうしたらよいかという基準で、物事を考えるようになりました。

ちょうどそのときは、糖尿病療養指導士の資格をとるために勉強を始めた頃でした。みんなで一緒に糖尿病について勉強できればクリニック全体のスキルアップにもつながるのではと思い、自主的な勉強会を始めました。約半休憩時間を利用した月1回の勉強会でしたが、参加してくれるスタッフも数名いてとても嬉しかったです。

料金受取人払郵便

神田局
承認

6377

差出有効期間
2023年1月
11日まで

101-8795

308

(受取人)
東京都千代田区神田神保町2-6
(十歩ビル)

医学通信社 行

TEL. 03-3512-0251　FAX. 03-3512-0250

【ご注文方法】

①裏面に注文冊数，氏名等をご記入の上，弊社宛にFAXして下さい。
　このハガキをそのまま投函もできます。
②電話(03-3512-0251)，HPでのご注文も承っております。
→振込用紙同封で書籍をお送りします。(書籍代と，別途送料がかかります。)
③または全国の書店にて，ご注文下さい。

(今後お知らせいただいたご住所宛に，弊社書籍の新刊・改訂のご案内をお送りいたします。)

※今後，発行してほしい書籍・CD-ROMのご要望，あるいは既存書籍へのご意見がありましたら，ご自由にお書きください。

注 文 書

2021.3

※この面を弊社宛にFAXして下さい。あるいはこのハガキをそのままご投函下さい。

医学通信社・直通FAX→03-3512-0250

お客様コード	(わかる場合のみで結構です)		
ご住所〔ご自宅又は医療機関・会社等の住所〕		電話番号	
お名前〔ご本人又は医療機関等の名称・部署名〕	(フリガナ)	ご担当者	(法人・団体でご注文の場合)

〔送料〕1～9冊：100円×冊数，10冊以上何冊でも1,000円(消費税別)

書　籍	ご注文部数	書　籍	ご注文部数
診療点数早見表 2021年4月増補版〔2021年4月刊〕		クリニック人財育成"18"メソッド〔2021年4月刊〕	
DPC点数早見表 2021年4月増補版〔2021年4月刊〕		医業経営を"最適化"させる38メソッド 2021年新版〔2021年4月刊〕	
薬価・効能早見表 2021〔2021年3月刊〕		リーダー心得＆チームマネジメント術〔2021年4月刊〕	
介護報酬早見表 2021年4月版〔2021年4月刊〕		診療報酬Q&A 2021年版〔2020年12月刊〕	
介護報酬サービスコード表 2021-23年版〔2021年4月刊〕		手術術式の完全解説 2020-21年版〔2020年6月刊〕	
介護報酬パーフェクトガイド 2021-23年版〔2021年6月刊予定〕		臨床手技の完全解説 2020-21年版〔2020年6月刊〕	
受験対策と予想問題集 2021年前期〔2021年4月刊〕		医学管理の完全解説 2020-21年版〔2020年7月刊〕	
診療報酬・完全攻略マニュアル 2021年4月補訂版〔2021年4月刊〕		在宅医療の完全解説 2020-21年版〔2020年8月刊〕	
公費負担医療の実際知識 2021年版〔2021年4月刊〕		請求もれ＆査定減ゼロ対策 2020-21年版〔2020年10月刊〕	
医療関連法の完全知識 2021年版〔2021年4月刊〕		【電子カルテ版】診療記録監査の手引き〔2020年10月刊〕	
最新 検査・画像診断事典 2021年4月増補版〔2021年4月刊〕		プロのレセプトチェック技術 2020-21年版〔2020年8月刊〕	
最新・医療事務入門 2021年版〔2021年4月刊〕		労災・自賠責請求マニュアル 2020-21年版〔2020年8月刊〕	
医療事務【実践対応】ハンドブック 2021年版〔2021年4月刊〕		在宅診療報酬Q&A 2020-21年版〔2020年8月刊〕	
窓口事務【必携】ハンドブック 2021年版〔2021年4月刊〕		DPC請求NAVI 2020-21年版〔2020年10月刊〕	
医療事務100問100答 2021年版〔2021年4月刊〕		特定保険医療材料ガイドブック 2020年度版〔2020年8月刊〕	
レセプト総点検マニュアル 2021年版〔2021年4月刊〕		入門・診療報酬の請求 2020-21年版〔2020年6月刊〕	
診療報酬・完全マスタードリル 2021年版〔2021年4月刊〕		医師事務作業補助・実践入門BOOK 2020-21年版〔2020年8月刊〕	
医療事務【BASIC】問題集 2021〔2021年4月刊〕		"リアル"なクリニック経営―300の鉄則〔2020年1月刊〕	
		(その他ご注文書籍)	

電子辞書BOX『GiGi-Brain』申込み

※折返し，契約・ダウンロードのご案内をお送りいたします

□ 『GiGi-Brain』を申し込む　(□欄に ✓ を入れてください)

メールアドレス(必須)

『月刊／保険診療』申込み

(番号・文字を○で囲んで下さい)　※割引特典は支払い手続き時に選択できます

① 定期購読を申し込む〔　　　〕年〔　　　〕月号から〔 1年 or 半年 〕

② 単品注文する(　　年　　月号　　冊)

③『月刊／保険診療』見本誌を希望する(無料)

働きやすい職場環境を整えていくことが私の目標です。クリニックでの目標を実現するとともに、私自身が挑戦してみたいことにどんどんチャレンジしていきたいと思います。人生は一度きり、長いようで短いものです。後悔のないよう、今目の前にあることに集中して全力で取り組んでいきたいと思います。

この本を読んでいる方のなかには、すぐに夢や目標なんて思いつかないという人もいるかもしれません。それでもいいと思います。目の前にあることに集中できていれば、次にやるべきことがおのずと見えてくるからです。他人と自分を比べる必要もありません。その人にしかできないことがきっとあるはずです。私も自分にしかできないことがあると信じて行動していきたいと思います。

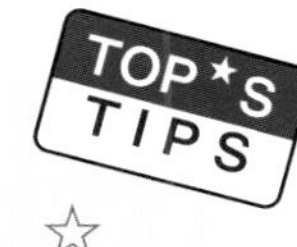

☆クリニックの理念、ミッション、ビジョンを掲げることの重要性

人財からすべての魔法が起きる。私は、クリニック発展のための重要なポイントとして、そこに働くスタッフの質があると思っています。そして、クリニックがうまくいくかどうかはその入り口管理である採用が最も重要だと考えます。組織の価値観にマッチした人財を採用することで魔法が起きるのです。いかに優れた能力の持ち主でも、クリニックの方向性や文化に適合しない人財を採用したなら、短期的にはよくても長期的には決してうまくいくものではありません。

多くのクリニックで起きがちな過ちは、クリニックの方向性や文化を明確に示すことなく、年齢や資格や経験の有無で採用を決めてしまうことです。そうした場合の多くは、入職者に能力を発揮してもらえず、お互いにストレスを溜めて、結局、スタッフは職場を去ってしまいます。だからこそ、クリニックの理念、ミッション、ビジョンを明確に掲げて、クリニックの方向性や文化にマッチした人財を確保し、一緒に成長していくことが大事だと思っています。

とはいえ、理念、ミッション、ビジョンに共感したスタッフを採用したとしても、継続的にそれを意識させなければ、その深い想いは伝わるものではありません。そこで、当院では、試用期間終了時に理念の理解度テストを行っていますし、日々の昼礼・終礼で理念を復唱し合ったり、それに基づいた行動を発表し合ったり、さらに、院長が院内セミナーで繰り返し伝えたりしています。

☆スタッフに情熱の炎を点ける

当院では、著名人をクリニックに招聘して院内講演会を開催したり、スタッフと一緒に外部セミナーに参加するほか、定期的に外部コンサルタントの講演を聞いて、皆が高い意識を共有できるよう、自己啓発活動に積極的に取り組んでいます。

「なぜ、スタッフと同じ講演を聞く必要があるのか」「なぜ、外部に頼む必要があるのか」とよく聞かれます。理由は、私は、クリニックでは院長が家庭でのお父さん的な存在だと思っているからです。お父さんが子どもに勉強しなさいと口うるさく言っても、子どもは決して勉強するものではありません。しかし、塾に通わせたり、家庭教師を雇うと、一生懸命勉強するものです。つまり、どんなに正しい事でも、誰が言うかによって伝わり方はまったく違うのです。だからこそ、影響力の強い外部の方の力を借りて、スタッフ皆の意識を高めているのです。

また、院長だけがセミナーに参加して意識を高くしても、共に実践してくれるスタッフの意識が変化しなければクリニックは発展しません。だからこそ、講演を一緒に聴く意味があると思っています。

また、多くのクリニックの院長から「うちのスタッフはそれ程意識は高くないし、休みの日まで勉強することを受け入れてくれません」という話も聞きます。それは当院でも同じでした。「プライベートが忙しいから、余計なことに時間を割けない」とか、「今さら新しい事を始める情熱はない」という声が以前は多く聞かれていました。しかし、スタッフ全員が情熱をもっていないわけではありません。本当は情熱をもっているのに自分でフタをしていたり、気付いていないだけのような気がします。私はこれまで、何かのきっかけで面白そうなものに出会ったスタッフに、たちまち情熱の炎が燃え上がるのを見てきました。

勝手にスタッフに情熱がない・向上心がないと決めつけるのでなく、院長自身が、まだスタッフの情熱の炎を点けることができていないと考えるべきでしょう。スタッフはまだ自分の可能性に気付いていないだけなのです。

一方で、どんな素晴らしい講演をスタッフと一緒に聞いたとしても、急に皆の情熱や向上心が上がるわけではありません。何度も何度も繰り返すことで徐々に変化が起きてきます。そのなかで、数人の意識が変わり始めると、徐々にその他のスタッフにも炎が点火していきます（『バグジー流感動経営　ひとり光るみんな光る』致知出版社から抜粋）。自分で成長したいというスタッフが出て来るのを待つことが大事です。人は無理やり変えようとしても変わりませんが、自分が変わりたい成長したいと思うようになればスタッフは一気に大きく飛躍するものです。

さらに、有望なスタッフが成長し始めたとき、重圧をかけすぎないことも大事だと思っています。それが重荷になり潰れてしまうことがあるからです。だからこそ、初めは緩い状態から始め徐々にステージを上げていくことも大事だと思っています。

当院で、他のスタッフに先立って外部セミナーの参加にリーダーを誘ったときも「一緒に参加してつまらないと思ったら2回目は参加しなくてもいいからね」と初めはハードルを下げました。当院ではそうして、始めは一人二人のリーダースタッフと様々なセミナーに一緒に参加しているうちに、院長の考えていることが共通言語になり、リーダースタッフ皆が院長の伝道師となり、クリニックがスムースにどんどん進化していけたのです。

☆取組みの目的を伝えることの重要性

世の中には名画と呼ばれるものが多々あります、一見しただけではその価値は気付きにくいものです。絵画を見て作品の良し悪しを判断するにはよほど美術的な感性が鋭くなければむずかしいと思います。例えば、ピカソの「ゲルニカ」という有名な絵画があります。予備知識がないとゴチャゴチャしていて何が描かれているのかわかりません。しかし、この作品が、スペイン内戦時のナチスドイツによるゲルニカ空爆をモチーフにしたと知るだけで、見方はまったく変わってきます（『バカになれ　50歳から人生に勢いを取り戻す』朝日書店から抜粋）。

つまり、院長が深い理由があって新しい取組みをやろうとしても、その取組みをなぜやるのか、どんな背景があって、誰のためにやるのかを明確に示さないと、スタッフに理解されずに、反発を食らうだけになってしまうのです。だからこそ、新しい取組みを始める際は、その目的、背景、ターゲットを明確に伝えることが非常に大事だと思っています。

☆上手くいかないから考える

本田宗一郎氏の言葉に、「自分が困ったときにそれを解決するために知恵を出すのが発明です。困らなければ駄目です。人間というのは困る事だ。絶体絶命に追い込まれたときに出る力が本当の力なんだ」という名言があります。新しいことを成し遂げるための正攻法なんてないのです。うまくいかないから考え、そして、失敗から学んで、工夫を重ねて進化して成功に辿り着きます。そういう精神が大事だと思います。やる前から失敗を恐れて躊躇するのではなく、行動しながら考える、そして軌道修正しながら組織を成功に導くことがトップである院長の務めであると思います。

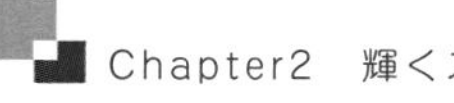

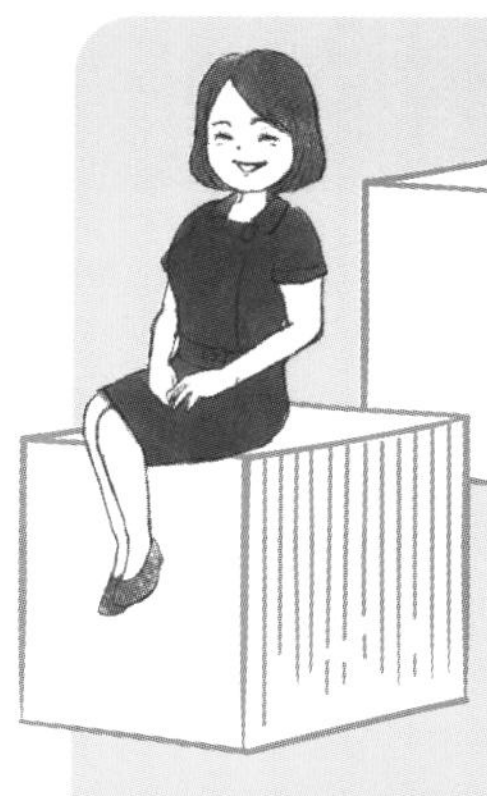

06

西馬込あくつ耳鼻咽喉科
マネジャー
草彅 香奈（40代　入職2年目）

【西馬込あくつ耳鼻咽喉科との出会い】

東京都大田区に生まれ、大田区で育ちました。高校卒業後、母がフランチャイズ経営していた雑貨店を手伝い、スタッフ採用や人材教育にこの頃から携わっていましたが、24歳で独立し、フランチャイズオーナーとして雑貨店を経営することになりました。ところが25歳のとき、時期を同じくして祖母の死と甥の誕生を経験したことで、医療に携わりたいとの強い想いを抱き、看護助手として療養型病院へ入職しました。

助手として患者さんと接しているうちに、看護師になれば、知識が増えることでもっと様々なかたちで患者さんと接することができると考え、26歳で看護学校へ入学し、28歳で准看護師になりました。当時は保険診療のクリニックに勤めていましたが、30歳のときに今までの接客経験を活かしたいと考えて、自費診療である美容皮膚科クリニックに転職し、美容の世界の学びを深めるために美容外科にも在職しました。39歳のときには美容皮膚科クリニックにて事務長職も任されることとなり、東京と大阪、系列の2つのクリニックの総括責任者となりました。

ドクター・看護師・受付スタッフの採用やスタッフ教育、ホームページの作成、はたまた取り扱う医療機械の業者さんなどとの折衝を含めた打合せ、売上管理に新規事業の開拓ｅｔｃ・――当時の業務は多岐にわたりました。やりがいがあり、充実した生活を送っていると思っていたのですが、気付かぬうちに自分だけでは抱えきれないほどの仕事量を抱え込んでいたのでしょう、体調不良で倒れてしまいました。

その後半年間、心身ともに体調を整えることに専念するため、いっさい仕事はせず、自分自身の人生やこれからの生き方、自分にとって大切なものは何か――を真剣に考える日々を過ごしました。時間の許す限りたくさんの本や管理職・経営者のブログやサイトを読みました。そして、出た答えは、

「自分が大切にしたい人と自分を大切にして、周囲を笑顔にする人生を歩みたい……」

半年間の休養後、育った地域に貢献したいと考え、西馬込あくつ耳鼻咽喉科に看護師として入職しました。入職後約4カ月で自らマネジャー職を希望して院長に直談判し、2019年から2020年10月の退職時までマネジャーとして勤務させていただきました。そんな私の経験談をお伝えさせていただこうと考えています。


採用面接はお見合い、就職は結婚と喩えられることがあります。正社員になれば1日8時間は一緒にいることになる場所、そして仲間です。ですから、その喩えは間違っていないように思えます。

ではどうやって結婚相手とも言えるスタッフを探せばいいのでしょう。何を重視したらいいのでしょう。経歴か、はたまた人柄か。求めている人材の重視するポイントをわかりやすく提示しているものが〝クリニックの理念〟だと思います。理念をよく読むと、そのクリニックが大切にしているものが何なのか見えてきます。


私が西馬込あくつ耳鼻咽喉科に入職した当時のクリニックの理念は「安心・安全な愛ある医療」でした。また、求めている人材として以下の4項目が掲げられていました。①誰にでも優しく接することができる人、②いつも笑顔を忘れない人、③常に改善し新しいことを追求していく人、④自分のことだけでなく相手のことを考えられる人。

「私一人の力では何もできない、あなたの力を借して下さい」と求人広告のなかで院長は訴えていました。経

営者である院長が部下になるスタッフに、そのように声掛けをする……このクリニックなら良好なコミュニケーションが取れ、よいチームワークがつくれるのではないかと想像しました。また、求めている人材も、自身のなりたい自分、なれる自分と重なりました。業務を改善する仕事のほうが得意で好きだったし、療養しながら自分も周りも大切にしたいと考えていたところです。「よし、ここで働こう」と決心しました。例えば、求める人材像に「同じ仕事を毎日繰り返しこなせる人」と書いてあったら、ルーティンワークの苦手な私は、自分に適した職場と思えず、応募しなかったように思います。

自分が何を大切にしたいのか、それがわかっていないと、相手との相性どころか、相手に求めるものもわかりません。就職も結婚と同じ、自分を理解するところから始めるのが、幸福につながるのではないかと思います。

【私、マネジャーやります！】

入職して半年後、マネージメント業務につきたいと院長に申し出ました。仕事は重要度と緊急度で、①重要で緊急性の高い仕事、②緊急ではないが重要性の高い仕事、③緊急で重要性の低い仕事、④緊急性も重要性も低い仕事――の４つに分類されると言われていますが、当院では、そのうちの②が必要な時期にきていると感じたからです。

当院は、２０１８年4月に開院し、開院初日に患者さんの来院数は60名を超えていました。開院時の患者さんは20人来ればよしと言われる医療業界で、決して少なくない数字でした。5月には1日の来院数は１００人を超えました。新しい仕事、新しい環境、新しい人間関係――私を含め、スタッフ皆が日々の業務に追われる毎日でした。

院長は診察に加え、経営者としての雑務を抱え込み、とても疲れているように見えました。「仕事が思うように進まない…」そうつぶやいた院長の顔はとても切なそうでもありました。経営者は様々なことを考えなければなりません。クリニックの院長は医療を提供する以外に、診療時間外に経営者としての仕事もこなさなくてはならないのです。私などが言うまでもなく、医師は頭が良く、能力があります。ですが、どんなに賢い人間でも、医師として診察したあとの疲労した身体と頭では、考えることにも限界があるであろうことは容易に想像できます。院長には雑務でなくて院長にしかできない仕事に集中してもらいたい……そう思うようになっていきました。

そこでこう考えました。ほぼ自費診療でしか働いてきていなかった私は、保険診療の仕組みは理解し切れていません。接遇にはある程度の自信があるので愛想よく振る舞うことはできますが、耳鼻科看護師としてのスキルは新人レベルです。はっきり言っていまいちパッとしないのです。一緒に働いているほかの看護師たちより数倍劣ります。でも、事務長として働いてきた経験ならあります。私は、看護師として働くより、時間のない院長に代わって雑務をこなし、クリニックがより発展していくための〝緊急度は低いが重要度の高い仕事〟をこなすほうがクリニック全体を底上げしていくことができるのではないか……そう考えたのです。それが、スタッフを含めたクリニック、院長、そして自分自身、また来院してくださる患者さんにとってベストな選択に思えました。

「先生、私、事務長やりたいです」

最初は驚いていたように見えた院長でしたが、話し合いを重ねたうえで、2019年4月からマネジャーとして勤務することとなりました。

【信頼関係を築くまで】

管理職に就きたいと自ら申し出てから、院長と何度か話し合いをする機会がありました。院長ご自身は、年齢の離れたお姉さまに母親代りに育てられて感謝していること、患者さんと話をするなかで、働く女性の子育て支援となる仕組みをつくりたいと思うようになったということ、そして「恥ずかしいけれど、たくさん女性に助けられて生きてきたから恩返しがしたい」と思っていることなど、想いを打ち明けてくれました。

「素晴らしい考えだ」と思いました。資格はあるけれど働いていない潜在看護師は全国に71万人いると言われています（２０１６年厚生労働省調べ）。また、看護職の多くの退職理由は結婚・出産によるものです。幸せは人それぞれです。専業主婦になることを決して否定しているわけではありません。ただ、看護師という業務内容のハードさから、家庭と仕事の二輪走行がむずかしく、〝仕方がない選択〟をした仲間を私は今までたくさん見てきました。そこを企業がフォローできたらどんなによいだろう……常々そう思っていた私は、大企業ではない、小さなクリニックがその目標を掲げることには大きな意義がある、と思え、院長が目指すものに共感しました。

そうやって、お互いの想いを隠すことなくアウトプットすることで、お互いがお互いの人間性、価値観を知っていき、同じ目標を見出し、少しずつ信頼関係が築かれていったように思います。

信頼関係を築くには、相手を知ろうとする良質なコミュニケーションと時間、その２つが欠かせないと考えています。

【マネジャーになってから】

２０１９年夏、当院のホームページのリニューアルと同時期に、ミッション・ビジョンも進化しました。ミッションは「医療をとおして、子育て世代が光り輝く社会を創る」、ビジョンは「日本の医療施設が、子育てしやすく、働きやすい職場となり、一人でも多くの医療スタッフが輝く社会を創る」です。開院してから1年が経っていました。この1年で院長は、経営者、そして医者としての様々な経験を積み、またこの本の著者である梅岡先生の主宰するＭＡＦへの参加などから、このように考えが変化していったようです。

ミッション・ビジョンの進化に伴い、求人案内の内容も変わりました。「求める人材」も以前の４つから９つへと、こちらも進化しました。すると、ミッション・ビジョンに賛同する仲間が集まってきてくれました。

そして現在、個性豊かなスタッフがイキイキと働いてくれています。


スタッフがイキイキと働くために、当院ではスタッフ個々の「強み」を活かしたチームをつくるようにしています。新しいことを始めるのが得意なスタッフ、それを改善するのが得意なスタッフ、それを維持するのが得意なスタッフ、また、パソコン作業が得意なスタッフ、接遇に優れたスタッフ、英語が堪能なスタッフｅｔｃ・――本当に個性豊かな面々です。個々の強みが活かせるポジションについてもらい、その手腕をふるってもらうと同時に、お互いが足りないところをカバーし合えるようなチームをつくっているのです。

人間は、自分が弱み（＝不得意な部分）と思っている部分に関しては、他人も不得意と思いがちです。そのため、仲間に頼みにくい心理に陥りがちですが、自分の不得意な部分を得意とする人はいるものです。ですから、〝自分の弱みを隠さず、素直に周りを頼る〟ということも大切にしています。

そして、それらについてスタッフが発言しやすいよう、月に一度、個人面接を行うなどして、何でも言える風通しのよい風土をつくることを目標にしています。

また、最強のチームをつくるべく、〝入り口管理〟も徹底して行っています。スタッフが仲良く協力しあって働く姿に、おかげ様で患者さんにも、接遇のすばらしさやスタッフの仲の良さ、雰囲気の良さ、をお褒めいただき、「ここはみんな親切」と、皆さんに笑顔でお帰りいただけるようになりました。

【管理職としてのモチベーションの掘り起こし】

中間管理職は気苦労が絶えないのに、どうやってモチベーションを維持しているのか、と聞かれることがあります。私も完璧な人間ではありませんから、失敗することもたくさんあるし、自己嫌悪に陥ることもあります。向いてない、辞めたいと、逃げ出したくなるときも、けっこうな頻度で訪れます。そんなときは、なぜ今自分がここにいるのか、その目標・意味を原点に戻って掘り起こして、思い返すようにしています。ですから、モチベーションは〝維持するもの〟というよりは、〝掘り起こすもの〟と捉えています。

管理職1年目のときに、こんなことがありました。入職当時は真面目に勤務していたスタッフの一人が、徐々に遅刻するようになっていました。その回数はどんどん増えていき、周りのスタッフからも陰で非難されるようになっていったのです。私は彼女を呼び出し「遅刻しないように」と伝えました。しかし、遅刻の回数はまったく減りません。当然、再度彼女を呼び出し「このまま遅刻し続けるなら、こちらとしても対処を考えないといけないからね」と告げました。よし、これで明日から遅刻はなくなるだろう、と思っていました。怒られるのはつらいでしょうが、注意する側もつらい、私自身、注意喚起は不得意分野なので、自身が怒られるよりも5倍はつらいのです。そして、こんなにきびしく言ったのだから、もう遅刻しないだろうと思っていました。

しかし、残念ながら、彼女の遅刻はなくなりませんでした。そして申し訳なさそうに泣きそうな顔で謝罪してくるのです。なぜ改善できないのでしょうか。私は彼女を観察し始めました。思えば、このときに初めて、私は彼女と真剣に向き合ったのだと思います。

そしてあることに気付きました。週に何日か必ず大きなバッグを持参していたのに、いつのまにか持参しなくなっていました。あのバッグには彼女の夢が詰まっていることを、以前、他のスタッフから聞いて知っていました。夢のために仕事終わりに習い事に行っていて、バッグにはその道具が詰まっていたのです。バッグがないということは、夢をあきらめたのでしょうか……。

田舎から出てきて、東京で一人暮らしをしている彼女が、今後どのように生きていったらよいのか悩んでいるのではないだろうか……彼女のことが心配になり、彼女を呼び出しました。また注意されると思っていたのでしょう。表情は暗いし、おびえています。

「将来どんなふうになりたいの？」突拍子もない私の質問に、顔があっけにとられた表情に変化しました。そして、なかなか答えの出ない彼女に自分の経験談を話してみました。事務長をやることになったときは雑貨店のオーナーであった経験が役に立っていて、その経験がなければ、事務長としての着眼点はもてていなかったであろうこと、前職の美容外科で学んだことは、美容皮膚科の領域でも技術的に役に立っていたこと、それら一見つながりのないように思える過去の仕事が、今の自分に役立っていることを話しました。

そして、看護師として、女性として、どうなっていれば自分は幸せなのか……もし、今それがわからないなら、ひとまず目の前のことを一生懸命やってみてはどうだろうか、今後ずっと働いていくなら、雇う側に雇いたいと思ってもらうのにどんなキャリアが必要か考えてみたらどうだろうか、また、それを高めるためにはどうすればよいかを考えることが大事なのではないだろうか、と提案しました。

そのとき、話を聞いていた彼女の眼がどんどん輝いていったのを覚えています。そして、彼女は、翌日から一度たりとも遅刻をすることはなくなりました。そして、しばらくして、彼女はスキルを高めるために転職していきました。今後も自分らしく輝いていってほしいと心から願っています。

この経験は私にとっても驚くべき出来事でした。問題となっていた遅刻そのものの話をしたときは遅刻が直らず、将来の話をしたら遅刻が直ったからです。なぜ、直ったのでしょうか。手前味噌ではありますが、彼女に希望を見い出させることができたからなのではないかと思っています。これを頑張ったら楽しい未来が待っているかも……と想像させることで、頑張る力が湧いてきたのではないかと思うのです。

この経験を通じて、「話を聴く」ということがどれほど大事かを理解しました。そこで、聴く力をパワーアップさせたい、そう思い、コーチングのレッスンを受けるようになりました。今では、そのスキルを仕事でもプライベートでも役立てています。コーチングは部下や会議のときにだけ使うのではもったいないスキルです。上司にも自分自身にも、良質なコミュニケーション能力として使用できます。

私自身も大きく考えが変化したことで、人の成長は人と人との出会いでしか生まれないものなのだ、と思うようになりました。自分が成長するだけでなく、自分と関わった人の人生が少しでも幸せになるのであれば、それはどんなに素敵なことだろう……だから私は管理職を続けているのです。

【私が心掛けていること】

看護師や医療事務だけではなく、マネジャーや管理職に興味をもった方へ、どんな人が管理職に向いているか、私の考えをお話ししたいと思います。

これは、〝経営者が求めている人材〟の一言に尽きるのではないかと思います。結婚相手に料理が得意であることを求めるか、家計簿管理が得意であることを求めるか、若さか、見た目か、それぞれ人によって違うように、経営者が管理職に求めるものも違うのが当たり前で、一括りにすることはむずかしいことのように思います。

そのうえで、あえて条件を挙げるのであれば、①経営者と管理職の得意な分野が違うこと、②同じ目標をもてること、③平等に意見を言い合えること、④中庸であること、⑤人徳があること――ではないかと思います。これは、私自身がすべて兼ね備えていることではなく、常に自分に問い掛け、忘れないように心掛けていることです。

①経営者と管理職の得意な分野が違うこと

違う分野が得意ということは、お互いに不得意な部分を補い合える関係ということです。当院では、入職後、米国ギャラップ社が開発した才能診断ツールである、「ストレングスファインダー」が配布されます。webサイト上で質問に答えることで自身の才能（＝強み）が導き出されるのです。そしてその結果が皆の前で発表されます。強みベスト5を皆で共有することで、個人個人の得意な分野を伸ばしていってもらおう、という考

図表　ストレングスファインダーの結果（院長・草彅）

院長ベスト10	草彅ベスト10
1．慎重さ	1．達成欲
2．回復志向	2．最上志向
3．分析思考	3．着想
4．内省	4．ポジティブ
5．目標志向	5．共感性
6．原点思考	6．活発性
7．個別化	7．コミュニケーション
8．収集心	8．運命思考
9．学習欲	9．親密性
10．未来志向	10．包含

院長ワースト10	草彅ワースト10
1．運命思考	1．規律性
2．コミュニケーション	2．回復志向
3．社交性	3．原点思考
4．ポジティブ	4．分析思考
5．包含	5．慎重さ
6．共感性	6．自我
7．戦略性	7．個別化
8．活発性	8．責任感
9．成長促進	9．調和性
10．達成欲	10．目標志向

えからです。

院長と私のベスト10、ワースト10は図のようにほぼ真逆です。院長が得意なことは私が不得意で、私が得意なことは院長が不得意です。

ストレングスファインダーは、得意・不得意がテストの結果として言語化されていることで、自分のことも相手のことも再認識できるので、不得意の部分は得意な人に任せやすいです。院長は、経営の戦略的な部分を私は人間関係の構築部分をそれぞれ得意としているため、そこで各々の力を発揮するようにしています。

②同じ目標をもてること

これは、理念の共有に尽きます。経営者がどんな想いで理念を掲げたのかをしっかり理解し共感することで、ままならない問題が起こっても、それを乗り越えていけると思うからです。

③平等に意見を言い合えること

経営者の意見や行動が、今それをなすときでないと思える場合や長い目で見たときに明らかに不利益と予想できる場合は、それを恐れずに言える関係であることが必要です。ただしそれには、いっさいの私利私欲を挟まないこと、理念に沿っていること、が必要です。

④中庸であること

経営者の想いをスタッフへ、またスタッフの想いを経営者へ、双方にとり、わかりやすく伝えるための橋渡しとなるにはどちらにも感情の肩入れをせず、冷静に中庸であることが重要です。

⑤人徳があること
ままならないことが多くあるなかで、それをいかに他人のせいではなく、自分の責任と捉えることができるか、私が常に心掛けていることです。

【最後に】

私自身のミッションは「笑顔・つなぐ」です。「笑顔」は、どんなにつらく思えることがあっても、常に笑顔でいようという思いと、私と関わってくださった方をできるだけ多く笑顔にしたいという思いからです。「つなぐ」は、院長とスタッフ、院長と患者さん、クリニックとクリニック、クリニックと業者さん――など、多くの橋渡しの経験から、それが自身のミッション、天命と思っているからです。

また以前、経営者が多く参加するセミナーに私も参加させていただいたとき、世の中の中小企業の経営者の方々は、管理職（＝右腕）がいないことに非常に悩まれていることを知りました。〝ここをつなぐことができたら〟……そのために自身の管理職・右腕としての経験談やノウハウを活かしたセミナーの開催やコミュニティをつくるまで成長したいと思っています。

新人管理職や管理職になりたいけれど、その方法がわからないスタッフに対して「管理職も面白そうだからなってもいいかな」と思えるようなスタッフ向けのセミナーを開催したいのです。また私自身、管理職と悩んだとき、相談する場、学ぶ場がなかったことから、なかなか問題が解決できず困った経験があるため、それらを解決するためのコミュニティもつくりたいと思っています。さらには管理職を育てるための経営者用のセミナーもやってみたいです。

少しでも、管理職になってもいい、なりたいというスタッフが増え、その結果、頑張っている経営者の方が益々輝いて働けるようになる――そのようなお手伝いができたら、つなぐことができたら、とても幸せなことに思えます。
すべての経営者に頼りになる管理職がいたら？
↓経営者の方は元気になり
すべての経営者が元気になったら？
↓日本が元気でいられるのではないか
そんな大きな夢をみながら、今日も私は働くのです。

TOP★S TIPS

★ホームページの採用サイトのつくり方

採用サイトは、院長と一緒に働くスタッフ選びの大切な入り口管理になります。

そこで、当院で採用サイトをつくるに当たって、まず私は、一緒に働くスタッフが将来どのような人材になってほしいかをイメージしてみました。スタッフには「どこで働いても優秀だね」と言われる人になってほしいと思っており、それにはどういう人が相応しいかをイメージしたのです。次に、当院としてスタッフにどういった教育の場をつくれるか、さらに、どういった人でないと当院が育てることができないのかを考えました。

その結果、私のなかで出来上がった当院が求めるスタッフ像は、次の9つの資質をもっている人です。
①成長意欲が高く、学びに貪欲な人
②人を批判しない人

③素直な人
④常に改善し、新しいことを追求していく人
⑤子どもと接するのが好きで、誰に対しても優しくできる人
⑥いつも笑顔を忘れない人
⑦自分のことだけでなく相手のことを考えられる人
⑧公私ともにスタッフ同士で仲良くでき、チームワークをつくれる人
⑨パソコンスキルが高い人

正直とても高いハードルです。最初は高いハードルのせいで人が集まらないのではないかと心配がありましたし、開業前にお世話になった業者さんにも、「ハードルを上げすぎると人が集まらないですよ」と言われハードルを下げた時代もありました。

しかし、覚悟がなく中途半端な気持ちで臨むと良い人材は集まりにくいということを身に染みて感じましたし、後悔も残りました。当院が求めていない人材に応募してもらっても、お互いに時間の無駄になりますし、仮に働いてもらったとしても、求めているものと合わない場合、周りのスタッフが振り回されてしまい疲労します。そればかりか、チームワークが乱れてスタッフ間の衝突にもつながりかねません。そのため、きびしい採用条件に修正し、常時募集をすることで良い人材が集まりやすい採用サイトへと変更しました。

また、ホームページとリンクしたスタッフブログは定期的に更新し、研修に参加した様子や、各自の得意なことを活かした内容を書いてもらっています。例えば、看護師さんには感染対策について、英語が得意な人には海外論文を読んでまとめてもらっています。こういったブログを書いてもらうことで、当院に興味をもってくれた人が少しでも実際に自分が働くイメージをしやすくなれば、と考えるからです。おかげさまで、今では1カ月に20人ほど応募が来ている状況です。

☆スタッフの問題行動をスタッフ間で解決することのメリット

組織が大きくなってくると、横のつながり、縦のつながり、複雑な人間関係ができ、それによる様々な問題が発生します。そこでは、どちらが正しいか正しくないかというよりも、特に女性の場合、感情による衝突がほとんどではないかと思っています。

このように人間関係がもつれたときは仕事にも影響が出るので、こじれる前に早めに対処しなければなりません。私の経験から言えば、トップが論理で明確に切り分けて解決するよりも、本人同士がもっと話し合ったり、リーダー的なスタッフが双方の考えに共感し、仲裁に入るほうがうまくいく場合が多いと感じています。

その際、大切なのは、クリニックの理念です。それに基づいてスタッフ皆が行動する、という点に焦点を当て、話し合うことが重要です。私は、お互いが気持ちを全部吐き出せていれば、解決するまでには時間がかかってもよいと思っています。自分の気持ちを聞いてもらうことが、女性にとっては感情が収まる大きな要因です。解決までに時間がかかればかかるほど、スタッフは大きく成長できるとも思っています。

スタッフ間で人間関係に関する問題が解決できるようになると、私たちトップは、本来トップとしてやるべきことに注力できます。組織のトップの仕事は、スタッフ同士の問題解決をすることではなくて、トップにしかできないクリニックの将来設計やプランニングなのですから。院長がそれらに注力できると、組織はさらに円滑に発展していきます。

もちろん、どうしてもスタッフ間で解決が図れないこともあるでしょう。そういう場合は、それは感情的な話ではないと思うので、院長まで話が上がるという仕組みにすればよいのではないかと考えます。

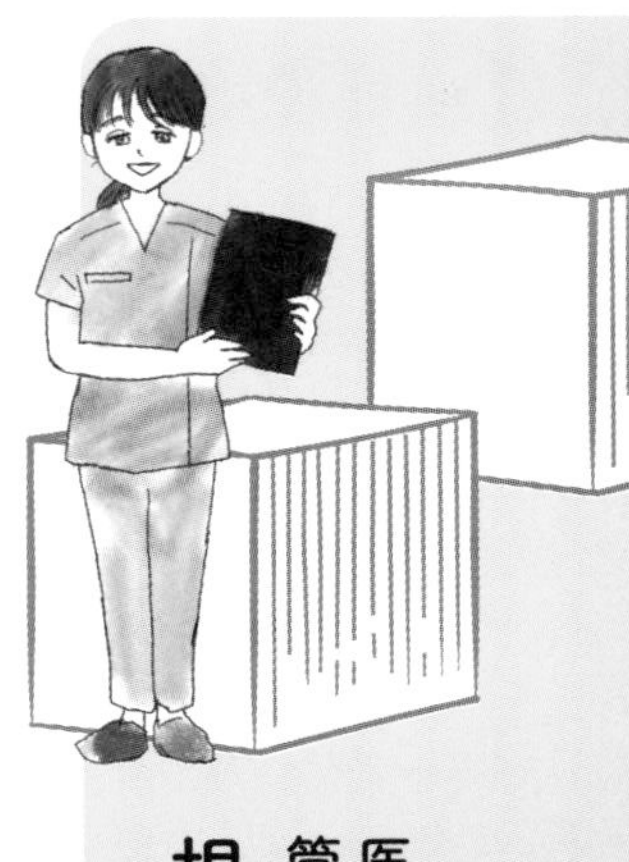

07

医療法人社団　ファミリーメディカル
管理栄養士・採用担当
根本　衣央菜（20代　入職4年目）

【ファミリーメディカルとの出会い】

私は、神奈川県横浜市にある横浜弘明寺呼吸器内科・内科クリニック（旧上六ツ川内科クリニック）で管理栄養士兼採用担当として働いています。２０１８年に新卒で入社し、現在3年目になります。生まれは、神奈川県の山北町という自然豊かな場所で、現在もこの地で両親と暮らしています。山北町はあまり知られていない町ですが、神奈川県のなかでは横浜市、相模原市に次ぐ広い地域で、地域の大部分を山が占めているとても自然豊かな町です。

そのような環境で育った私は、知り合いの農家さんから新鮮な野菜や果物をいただいたり、自宅の家庭菜園の手伝いをしたりと、とにかく自然や食に触れる機会が多かったように思います。そうした影響か、幼い頃から食べることが大好きになりました。ですので、食に関われる仕事につきたい、なかでも食に関するプロフェッショナルな資格を取得したいと思い、国家資格である管理栄養士を目指そうと大学進学を決めました。

初めから医療の現場には興味があったわけではありません。大学4年時に祖母が大腸癌を患い、食事に大きな不安を抱えている姿を見て、「こんなふうに不安を抱えている人がたくさんいるんだな」と感じ、「私なら相手の心に寄り添ってお話を聞くことができる」という謎の自信もあって、患者さんと一対一でお話ができて、栄養指導もできる職場で働きたいと思うようになりました。

しかし、新卒・未経験での栄養指導の求人はほぼありません。募集をしていない病院にもダメ元で問い合わせるなどいろいろとアプローチしたものの、受け入れていただけませんでした。そんななかで見つけたのが今の職場である横浜弘明寺呼吸器内科・内科クリニック（当時上六ツ川内科クリニック）でした。

【入職してから】

栄養指導ができる職場というだけで入職を決めました。新卒で実務経験のまったくない私を採用していただけたこと、それだけでも私にとってはありがたい環境でとても感謝していました。

入社後は、研修に行く日々が続きました。業務内容に関する専門知識を得るための研修や、社会人としてのマナーを学ぶ研修などは他の会社などでも多く取り入れられているかと思いますが、私が参加した研修はそういったものとは異なり、主に自分の「在り方」を学ぶ研修でした。自分自身の成長やキャリアアップについても力を入れている職場だということは採用していただく前からなんとなく感じてはいましたが、自分の成長についてはあまり深く考えずにいたので、まさかこんなに早くから研修に参加させていただけるとは思っておらず、戸惑いも大きかったです。

これまで参加した研修は数え切れないほどあります。理事長ご自身も日頃から様々な研修に参加されていて、私たちスタッフに勧める研修は理事長が学ぶなかで価値のあると感じたもののみです。ですから、良質ですが、金銭的にも高額なものが多数ありました。私に対して、これまでの間、１００万円以上の投資をしていただいていると思います。

ここまで読まれた方はどう感じられたでしょうか？　もし、あなたが会社の経営者や院長であった場合、右も左もわからない、入社間もない新人にここまでの投資をするでしょうか？　通常は、早く業務を覚えさせ、一人前に業務をできるようにすることを最優先にするのではないかと思います。ですが理事長の考えはそうではありませんでした。

内定が決まった際、理事長からお話をいただく機会がありました。そのときの理事長の言葉で印象に残っているのは、「あなたたちは何にだってなれる」という言葉です。そしてある研修については「今、この情報と出会えていることが羨ましい。自分があなたたちくらいのときにこの研修に出会っていたら、今以上に成功できていると思う」とおっしゃっていました。

当時は深い意味までわかりませんでしたが、その言葉を聞いて「これから頑張れば私は何にでもなれるんだ!!」と、とてもワクワクした気持ちになったことを覚えています。そして自分のことを成功者だと言い切れる理事長に感動し、「理事長についていけば私もすごい人になれるかもしれない」と思いました。

さらに理事長には「仕事をしていくのにはマインド・ノウハウ・スキルが重要だが、そのなかでもマインドが最も重要である」というお話もうかがいました。充分に理解はできませんでしたが、とにかくまずはマインドを学ぶことが大事ということは納得できたので、素直に理事長が勧めるとおりに学び続けてみようと思いました。

ひたすら研修に参加していた私ですが、実際はまだ栄養指導はもちろん、現場のこともまだよく理解できておらず、自分の課題や問題点すら見つかっていない状況でした。そんななかで、研修に参加することに意味があるのかと思った時期もありました。また、自分でも今まで使ったことのない額の自己投資をしていたので、大学時代の友人から心配され、時には泣いて止めてくれたこともありました。私自身も危険なところに入職してしまったのかな、と思ったときも正直あり、たくさん悩みました。

そんななかでも学び続けることを選択したのは、「私は何にでもなれるんだ！」とワクワクした気持ちが忘れられなかったからです。自分の可能性をもっともっと信じてみたいと強く思いました。

今振り返ってみれば、この時期にたくさんの情報に触れ、マインドや在り方についてたくさん学ばせていただいたことが、後々自分自身に立ちはだかる様々な課題に対しての捉え方を大きく変えてくれたと感じるので、自分の選択は正しかったと感じています。

【学びを活かす】

入社して間もない新人の私でも不安に感じたのは、離職する人の多さでした。入社直後から次々に先輩スタッフの離職を目の当たりにし、驚くべき早さで人がいなくなっていきました。入職時6人いた栄養士の先輩は1人に、同期は全員退職。必然的に、2年目から自分の部下をもち、マネジャーという立場を任されました。しかしその後も、受けもった部下の離職、組織内で最も理念が浸透していると思っていたスタッフの突然の離職が続き、採用活動を行うスタッフもいなくなったため、入職2年目にして採用担当を任されました。

入職前の私は、自分に自信がなく、自分は周りの人よりも劣っている、不器用で要領も悪いといった自己イメージがありました。もし入職前の私のままであったら、様々な業務を任されることを負担に感じ、マイナスに捉えていたのではないかと思います。ですが、入職時から在り方やマインドについて学ばせていただいていたことで、知らず知らずに、どんなことがあっても、常に自然と肯定的な解釈をする癖がついていました。

学びのなかで最も心に残っている言葉は〝事実は一つ、解釈は無数〟という言葉です。これは言葉のとおり、起きた出来事に対しての解釈は捉え方だということです。さらにもう一つ学びのなかで心に残っているのは〝物事には自分自身にコントロールできることと、コントロールできないことがある〟ということです。何かが起きたときには、自分にコントロールできることか、できないことかをまず明確に分けるようにしました。

その結果、どんな出来事にも動じず、起きた事実に対して自分に何ができるのかのみを考え、前向きに思考を働かせるようになりました。

また、誰のために、何のために、なぜ私がその仕事をしているのか――という目的を明確にしたうえで取り組むようになったことで、今はマネジャーとしての仕事も採用の仕事も日々たくさん悩みながらも前向きに楽しく取り組むことができるようになっています。


現在では、スタッフが定着してきつつあるように思いますが、それでも実際はまだまだ離職者も少なくはない状況です。はじめは、同期や尊敬する先輩、自分の担当していた後輩など次々に退職する姿をみて、とても悲しい気持ちになっていました。もちろん、今でも退職される方が出ると悲しいことに変わりはありません。それで、採用したスタッフがずっとクリニックで伸び伸びと働けるようにするためにはどうしていけばよいのか、と新しいアイデアを考えています。

【これからの私】

私は今のクリニックに入職できたことに心から感謝しています。また、理事長や一緒に働くスタッフをはじめ、家族や友人にも恵まれ、常に多くの人に支えられて、今本当に幸せな日々を送ることができています。

自分が幸せであることに感謝して、この恩をたくさんの人に返すこと、そして私と縁のあるすべての人が幸せな人生を選択してもらえるように導くこと――これが、幸せに生きてきた私のミッションだと思っています。

まず、その第一歩として取り組んでいるのが採用活動です。私自身が入職直後から、多くの良質な情報に触れ、学べたことでより良い人生の選択をできるようになったと感じていて、そうした学びとの出会いは早ければ早いほど、より良いと思うので、当院の採用選考では、応募してくださった方に良質な情報と触れていただく機会を設けています。そして選考は、単に適性や能力を評価するだけではなく、当院と応募者の間で価値観の相違がないかを確認し、理念に共感していただけるかという部分を最も重要視するようにしています。

この方法を導入したことにより、理念を共有したスタッフを採用することができ、スタッフの定着が進むことになりました。さらに、組織の発展にもつながっているのではないかと思っています。

今の私は、仕事で成果を出しているのかと言われれば、まだまだ自信をもって「はい」とは言えません。もちろん入社した頃と比較すれば、成長したと思いますが……。しかし、今以上に力を発揮できる可能性はあると思っています。それは他のスタッフも同様なので、採用に注力するのみではなく、スタッフがもっと輝けるような環境づくりにも注力していく必要があると思っています。

これから当院は5年後を目途に事業を拡大し、予防医療事業を大きく発展させていくことをビジョンとして掲げています。そこに向けて、私もこの組織のなかで、チャレンジしたいことがたくさんあります。

当院の理念は、患者さんと全職員に対する幸福の追求です。やはりクリニックの存在は患者さんあってこそであり、患者さんが健康になり、幸せを感じて生きていけるようになってくださることが、私たち医療スタッフにとっての幸せでありミッションだと思います。

そこで、多くの方に今以上に価値のある医療を提供するための取組みの一つとして、栄養療法を中心とした予防医療を進めていきます。

今は病気や何かしらの不調がありクリニックを受診するのが一般的ですが、病気になり苦しむその前に多くの方を救うことができたなら、そのことで、ずっと健康に過ごすことができたなら、それは多くの方の幸せにつながるのではないでしょうか。そして、この取組みを私たちのクリニックから、日本中のクリニックに広め、さらに多くの方が、今以上の心身両面の健康を手にし、幸せな人生を歩んでいけるような世の中を、理事長とスタッフ全員とで一緒につくっていきたいと思います。

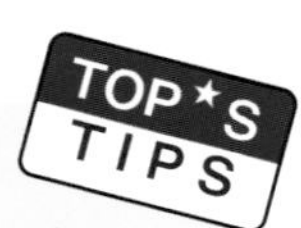

☆新卒スタッフにまず〝在り方研修〟をすることの必要性と効果

組織にとって最も重要なことは、組織のメンバー全員の方向性が一致していることだと考えます。業務に必要なスキルとノウハウは、働くうちに自然と身に付いていきますが、患者さんの信頼を得て、満足してもらうためには、そこで働くスタッフの一体感は欠かせません。ですから、社会人としてスタートラインに着いた新卒スタッフには、何よりも先に在り方教育を行っています。自分の在り方を常に意識して生活することは、クリニックのためでもありますが、スタッフにとっても以後の人生を送るうえで、大いにプラスになると思います。

☆クリニックにスタッフに定着してもらうには……

スタッフにクリニックに長く勤めてもらうには、なんと言ってもクリニックを好きになってもらうことが一番です。

私のクリニックでは、クリニックの理念に共感してくれる人を採用し、まず、在り方教育をします。そこでは、現状に甘んじないで常に高みを目指すことを学びますから、スタッフは学ぶ機会を求めるようになります。そのうえで、スタッフが大切だと思ったり、必要だと思う研修の情報を私から提供しています。例えば、目標達成の技術を学ぶセミナーであったり、人間関係を良好にするための選択理論心理学のセミナーなどのほか、もちろん、職種ごとの専門知識を学ぶ研修も含まれています。スタッフが求めるものを提供できるよう、私も常にリサーチしています。こうして、求めれば学べる環境を提供していくと、やる気のある優秀なスタッフは、私のクリニックを大好きになってくれて、結果として長く勤めてくれるように感じます。

また、人間関係を良好にするために身に付けたい7つの習慣（傾聴する、励ます、支援する、尊敬する、受け入れる、信頼する、意見の違いについて交渉する）を学び、これが身に付いているスタッフが増えることで人間関係の良好な職場となり、これもスタッフの定着につながります。この7つの習慣を内部で行うスタッフ研修で浸透させることも重要なポイントだと思います。

Chapter 3

輝くスタッフを育てるための心掛け

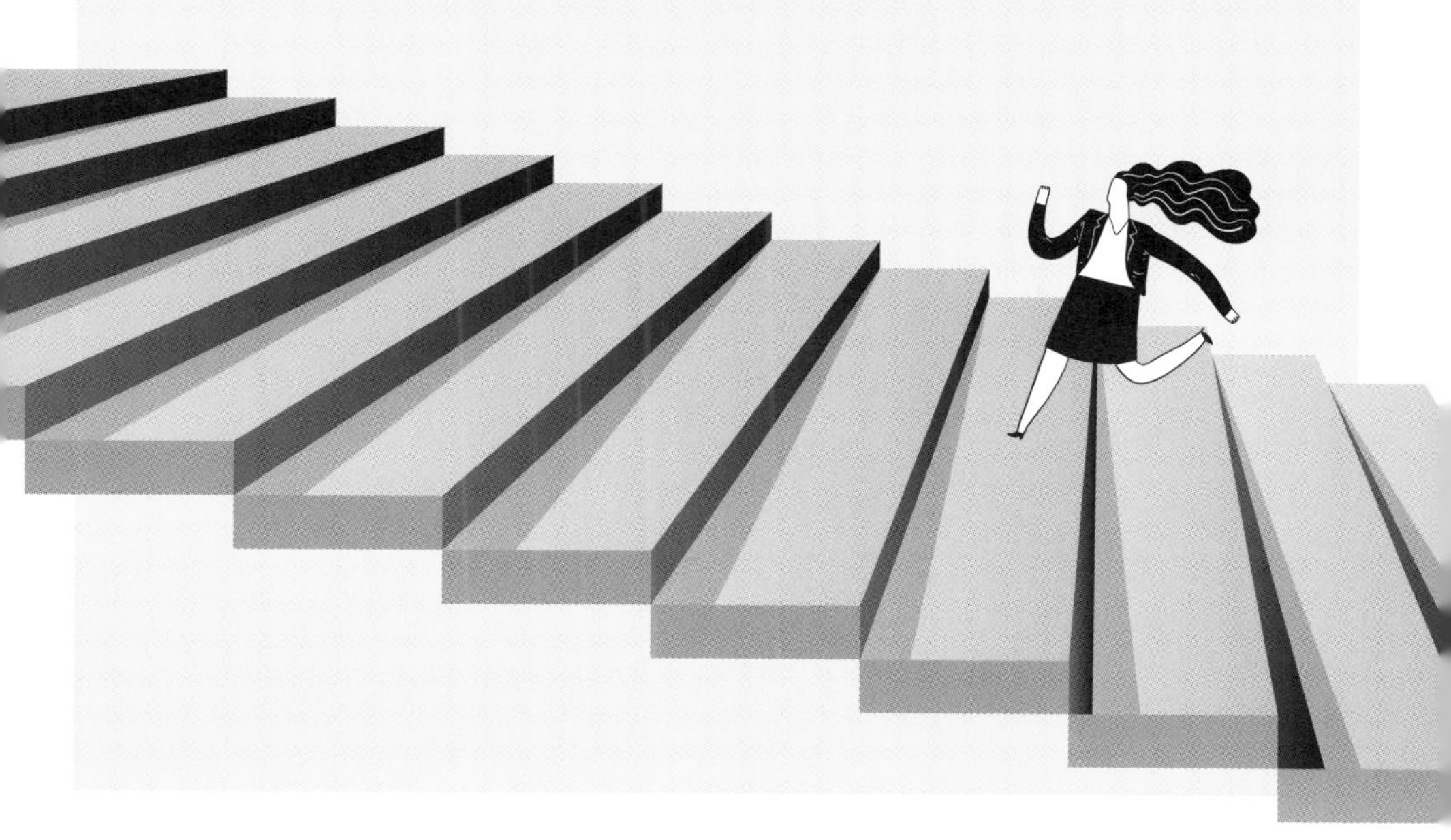

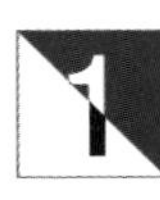

男女の考え方の違いを知る

私は、定期的にスタッフと一対一での面談を行っていますが、そこでとても強く感じることは、私と彼女たちの物事の感じ方、捉え方、そして考え方が違うことです。開業した頃の私は、スタッフに何らかの行動変容を願い、一方的に強い圧力を与えたり、きびしく叱責するのが常でした。

私は小・中・高と野球部に所属していたので根っからの体育会系で、時には体罰もあるきびしい環境のなかで、「何くそ！」と思いながら頑張ってきました。むしろ、きびしい環境に置かれていたから、長距離のランニングも耐えられたし、タイヤを腰に縛って走らされても頑張れたのです。そして、その経験があったから今の自分があるとも思っています。ですから、人が育つには、きびしい指導やきつい訓練が必要という認識でいたのです。

そのため、クリニックを開き、スタッフ教育を行うとなったとき、スタッフにはきびしい圧力をかける、できないことをきびしく叱責するなど、そういう態度でスタッフに対していました。私がそうしたとき、スタッフの若い女の子は多くの場合泣くわけです。私は、彼女たちに「何くそ」となってほしかったのだけれど、彼女たちは「何くそ」とはならないわけです。それどころか、やる気がなくなってしまって、ひどい場合は私との関係性が完全に壊れてしまいました。

よかれと思って教育しているつもりの私は「あれ？」となります。そして何故そういうことが起きるのか考えた結果、「最近の若者は叱られることに慣れていないのではないか」という考えにたどり着きました。であるなら、叱られることに私が慣れさせてやろう……ということで、ますます叱ってみたけれど、全然改善されることはありませんでした。頑張ろうと意欲満々で入職したスタッフたちから、目の輝きが失せていきました。

スタッフが思ったように育ってくれなくては、私が目指すクリニックはつくれません。考えあぐね、女性のスタッフが多い様々な職場の先人に相談したりしました。そうこうしているうちに、どうも男性と女性は、そもそも考え方そのものが違うことがわかりました。

確かに考えてみると、私の学生時代でも同年代の女性は、男性の私ほど怒鳴られていなかったような気もしてきました。私のクリニックのスタッフに対する私の指導がうまくいかなかったのは、現代の女性が叱られつけていないことが原因ではなかったのです。

私が学んだことによると、そもそも男性と女性の脳の働き方は違って、女性は叱られて伸びるというよりは、褒められて伸びるのだそうです。書店には、男性脳と女性脳を解説した書籍もありました。男性は火星からやってきて、女性は金星からやってきたと書かれているジョン・グレイ博士が書いたかの有名な書籍です。その書籍のなかに褒めて伸ばすとはどういうことかが書いてありました。私は男性なので、褒めたら調子に乗ってやらなくなるのですが、どうやら女性は違うらしいのです。女性は褒められたらモチベーションがアップして頑張ろうと思うそうです。その書籍を読んで、私のスタッフに対するマネジメントの在り方も変えないといけないことに気付きました。

私は、自分の行動で結果が出ないことが嫌な性分なので、自分の行動を変える準備ができていました。まず、女性であるスタッフの気持ちを、男性である私がいくら理解しようと思っても理解できるものではないので、女性とはそういう生き物なのだと認めることにしました。正直、理解はしきれなかったけれど、私自身の行動変容にはつながりました。

書籍によれば、男性の多くは結果を重視し、女性の多くはプロセスを重視する生き物なのだそうです。私は、プロセスなんてどうでもいいと思ってしまいますが、女性スタッフはそのプロセスを見てほしいと思っているわけです。結果はともあれ、その過程で頑張ったことを褒めてほしいのです。脳の違いを認識しただけで、スタッフを叱ることが減りました。叱ることがなくなったわけではありません。なぜなら、私は、仕事をしている以上、やはり成果は出すべきだと思っているからです。そして、そのために私自身も指導方法を変えた結果、少しずつ変化があらわれてきたように感じます。

男性は、名誉や地位などにこだわりがありますが、女性はそれよりも縦や横のつながりや人間関係を大事にしています。この違いは組織づくりに大いに影響します。例えば、男性スタッフは、地位などの約束を与えたら喜んで仕事をやりますが、それに対して女性スタッフは、自分の地位が約束されたことによって周囲のスタッフとの人間関係がどうなるかが気になります。

そこで、女性スタッフの多いクリニックでは、女性の居心地のいい組織づくりをすることが重要なのだと思います。人の悪口や噂話の好きな人を雇ってしまうと、人間関係の問題が常に起こってしまいます。過去には、私の法人でも少なからずこのような問題がありました。しかし、そういう問題をなくすよう、入職者を決めるときから気を遣い、教育でも気を遣った結果、今では、仕事がやりやすく、そして一緒に頑張っていける職場になったと自負しています。

先ほど述べた書籍のほか、脳科学者の黒川伊保子先生が書いた『夫のトリセツ』『妻のトリセツ』という本がありますが、女性スタッフの扱いに困っている男性医師は、一度目を通されるといいと思います。

その本では、女性は自分が言っている言葉の奥底を汲み取ってほしいと思っていると書かれています。男性の私からしたら「それならそうと言えよ」と思うのですが、女性は汲み取ってほしいのです。その例として、男女がドライブに行った話は有名です。ドライブ中に女性が男性に尋ねるわけです。「お手洗いに行きたくない?」と。男性は素直に「行きたくない」と答えます。女性は、本当は自分がお手洗いに行きたいわけです。行きたいなら行きたいと言えば話は早いのに……。男性は、常にその言葉の奥の意味を洞察しないといけないということが理解できた今でも、本当に疲れることだとは思っています（笑）。

解決脳と共感脳を知る

梅華会の職員の男女別構成比は、男性2割、女性8割です。男性の部下と話すときは、正直、とても話しやすいです。課題に対してどう対処すればいいかを話し合っていると、お互いのモヤモヤが非常にクリアになっていくことを感じるからです。

これに対して、女性スタッフと話しているときに、私が同じように解決策を話し始めたりすると、話がこじれて話は変な方向に行ってしまい、モヤモヤがクリアになるどころか、新たな問題が起こることさえあります。例えば、スタッフが職場環境に関する悩みをもっていた場合、私は即座に提案が思い浮かびます。そこで、即座に「これこれをしてみたら」と提案してしまうのです。が、女性スタッフのほうは、どうやらすっきりしていないらしいのです。よくよく話を聞いてみると、女性は悩みを解決してほしいのではなくて、私に話を聞いてほしいだけだったりします。相談をしたのに解決策は不要というのはどういうことだろうと、愕然としました。

それでも今では慣れてきて、女性スタッフの悩みはただただ聞くことに徹しています。一対一で行う面談のときにも、私は話すのを2割にして、8割は聞くことに徹しています。スタッフ面談を始めたころは、私が9割話していました。たくさんコミュニケーションを取ったつもりが、結局失敗して、たくさんの離職者を招いたと思っています。もっと話を聞くことに徹していたら、スタッフたちとの信頼関係を構築できて、組織の成果はもっと変わっていたとも思います。

さらに驚くことに、女性スタッフは私に問題や悩みを話して共感を得ているうちに、自分で解決策が思い浮かぶというのです。本当にそうなら、どこかの電柱にでも向かって話したらいいのにと思うくらいです（笑）。

このことを世の中では「男性の解決脳、女性の共感脳」と言います。共感脳というものが理解できたわけではありませんが、そこを意識してアプローチすることで、不思議なことに組織はすごく変わりました。そこのアプローチには効果があるので、男性経営者が女性スタッフに対するうえで、一つの肝となるところと感じています。

結論としては、男性の院長が部下の女性スタッフと話をするときに、解決脳で即座に結論を言ってはいけないということです。男性と女性の脳の違いを知るだけでもスタッフとの関係は絶対に好転します。

3 過程を評価する

組織は、スタッフにある一定の成果を求めるものだと思います。ですから、私にとっては結果が第一で、疑う余地はないのですが、先述したとおり、女性にはその結果に至る過程にも承認要求があるそうです。

ということは、女性スタッフが、何かのマニュアルを作成している過程で問題が起きたり、悩み事が生じたときに、どういう言葉掛けや心遣いをするかが大切になってくるということです。


とはいえ、注意しなければならないのは、同じ女性でも、女性的な思考の女性ばかりでなく、男性的な思考の女性もいる点です。院長に大いに関与してほしいと思う人もいれば、ある程度放っておいてほしいと思う人もいるわけです。そこで、仕事を任す際には、私がどれくらいの頻度で関わればいいかを見極める必要があります。

第一次大戦時の山本五十六長官ではありませんが、「言ってみて、やって見させて、させてみて、褒めてあげねば人は動かじ」です。

つまり、スタッフにある業務を任せる場合、まず、どういう目的で、なぜ行うべきかについて、しっかり説明する必要があります。次に、彼女がそのことにしっかりコミットしているかを確認しなければなりません。そして、その業務を行うに当たっての日程や目指す指標を提示し、期日までにトップがどの程度の関わりをするかを一緒に話し合って決めることが重要です。そのうえで、過程を評価・承認し、労いの言葉を掛けることを意識すべきなのです。

すべて丸投げされていると思うとなかなか動かないというスタッフもいるので、そのスタッフが試行錯誤の過程をとても大事に思っていると感じたら、大いに過程を評価し、より一層のパフォーマンスを引き出すことが経営者たる我々院長のやるべきことだと思います。

実際に私が経験した一例を挙げると、ある時期、スタッフのなかに髪を茶色に染めるスタッフが増えたことがありました。私は個人的には茶髪は反対でした。当院には患者さんとして年配の方も多く来院されます。年配の方が茶髪やマニュキュア、ピアスをどう感じるのか……と考えたときに、医療機関スタッフの身だしなみは、一般企業の従業員よりも基準がきびしくなるのではないかと個人的に思っていたからです。

そこで、私は「身だしなみについて気になる点があるから、身だしなみのマニュアルを作成してほしい」と女性スタッフたちに言いました。しかし、その時点で、すでに身だしなみに対する意識の相違点があることを、うかつにも私は気付いていませんでした。彼女たちの身だしなみは、私が思う身だしなみとはまったく違ったものだったのです。身だしなみに対して最初にコンセンサスが得られていなかったので、彼女たちから上がってきたマニュアルは、私が思っているものとまったく違うものでした。

そこから、再び一からの出直しです。なぜ私が身だしなみのマニュアルを作れと言ったかを説明することからやり直しました。高齢の患者さんを含め、皆さんが気持ちよく受診できる医療機関の身だしなみとは何だろうか……を考えてほしいと伝えました。「うちはキャバクラじゃないから」とまで言いました。その頃の私には、過程を評価するという気持ちはなくて、結果として完成したマニュアルに対してNGを出したのです。しかし、これではお互いの信頼関係は壊れるばかりで、私が望むマニュアルができるはずもありません。

そこで、次に、「一部の患者さんだけではなくてすべての患者さんにとって好感を与える身だしなみが必要なのだから、最小公倍数より最大公約数的なものの見方をしなければならない」と話しました。また、「みんなが守ってくれるからマニュアルをつくる意味がある」ということも話し、皆が守ってくれるかも確認しました。

一方で、マニュアルを作っていく途中で、私が経過を確認し、ある程度関与することも決めました。過程においては、私の考えに沿ってくれたことへのスタッフへの感謝を伝えたうえで、このまま続けていいことと、少し修正が必要なことを話すようにしました。自分が思っている身だしなみを押し付けるのではなく、自分が思っている身だしなみへ誘導していったのです。

とはいえ、クリニックの院長は基本的にプレイングマネジャーとして仕事をしています。私の経験から言えば、限られた時間のなかで、院長自ら5人以上のスタッフの一人ひとりに関わることは、なかなか容易ではありません。そこで、5人以上のスタッフを抱えているなら、中間にリーダー的な立ち位置のスタッフを置いて、そのリーダーにそうした過程を任せてもよいと思います。そして、リーダーからフィードバックしてもらうことで、スタッフ一人ひとりの実情の確認は可能になります。何より、忙しい院長の労力が削減されると思います。

また、付け加えるなら、過程を評価するという院長の行動の変化自体をスタッフに伝える必要もあると思います。いきなり院長の態度が変わると、とかく女性スタッフは変に勘繰ります。この裏には何かあるのではないか、別のことを押し付ける布石なのではないかと警戒したりするのです。ですから、「私は信頼関係を築くには過程を評価することが重要ということを学んだので、これから行動を変えますよ」とスタッフに伝えてほしいのです。私は、「皆さんには、今まで結果ばかりを求めてきましたが、結果だけでなく過程も大事だと思うから、結果も過程もしっかりと見て、みんなと信頼関係を築きたい」とスタッフたちに伝え、できる限り実行に努めています。

変化に気付く

私は、スタッフの成長や行動の変化を見逃さないようにして、気付いたときには、ちょっとした言葉掛けをするようにしています。

例えば、患者さんに対してマニュアルには書かれていないプラスαの対応をしたときです。「今日は暑いですね」がマニュアルなら、「今日は外が暑いので、熱中症に気を付けてくださいね」というように、ちょっとしたプラスαの気遣いがあったとき、そのスタッフの成長を強く感じ、それに対して大いに褒めるようにしています。変化に気付くためには、日常的にスタッフに興味・関心をもち、観察していることが欠かせません。

言葉で言うのは簡単ですが、これは、日々忙しく診療に経営に注力しているなかでは、とても大変です。しかし、スタッフは、特に女性のスタッフの多くは、院長に関心をもってもらっているということがわかるだけでも、モチベーションが上がり、パフォーマンスが違ってくるものだと実感しています。

とはいえ、嫌いな人、気の合わない人に興味・関心を寄せることはむずかしいことです。そこで、採用の時点から想いや考え方が自分と似ていて馬の合う人を採用するようにすることが、重要なことだと思います。職場で仕事への想いが一致して、お互いに共感できていれば、その人とは話をしたいと思うし、一緒にいて楽しいのではないでしょうか。

また、一緒にいて楽しいから、興味・関心がもてるわけです。興味・関心がある人だと、その人の変化や成長がよくわかると思います。

こうした声掛けは、トップだけが行うのではなく、スタッフ間でも行うとよいでしょう。各人の成長や変化に対する「すごいね。よくやった」の声掛けを、クリニックの文化として習慣付けることは、組織にプラスになると思います。特に女性は承認欲求が強いと思うので、女性スタッフが多いクリニックでは、効果が絶大です。

とはいえ、日本人男性にとって、女性の変化について気付いたときに声を掛ける行為というのは、慣れるまでは少し気恥ずかしいことかもしれません。また、自分の声掛けが、受けた女性スタッフにどう受け取られるのかも不安だと思います。そのようなときに私がお勧めするのは、リーダークラスの女性スタッフに「スタッフにこういう声掛けをしてみようと思うけれど、どうだろうか？」と聞いて、自分のなかに様々な声掛け事例を集積していくことです。「○○」は言ってもいいけれど、「△△」はダメだといった自分自身の声掛けマニュアルを作るのです。リーダー格の女性スタッフにNGワードを聞いておくことは非常に大事だと思います。

また、人の成長には様々なパターンがあります。日々忙しく動いていると、トップ自身がその全部の場面に立ち合うことができませんから、右腕となるリーダーをしっかり育てることが大切だと思います。そうすることで、リーダーから「こんな成長があったので褒めてあげてください」との報告を受け、声掛けすることも可能になると思います。

私も、組織が大きくなった今では、サポートしてくれるリーダーを置いています。リーダーの目線は、経営者としての私の目線とは違います。見ている目線が違うと、見えてくるスタッフの成長ポイントも異なります。スタッフにとって褒めてほしいところや、スタッフ自身は自覚していない成長を見つけ出してあげるのは、日頃から一緒にいる女性リーダーのほうが得意かもしれません。トップとリーダーが連携をとって承認の文化を作るのが良いのではないでしょうか。

私が心掛けているのは、批判して相手を変えることよりも、良いところにフォーカスして、そこをさらに伸ばすことです。何事も「もっと良くなるためにどうしたらいいか」という問いから見つめてみることをお勧めします。

Chapter 4
スタッフが輝ける環境づくり

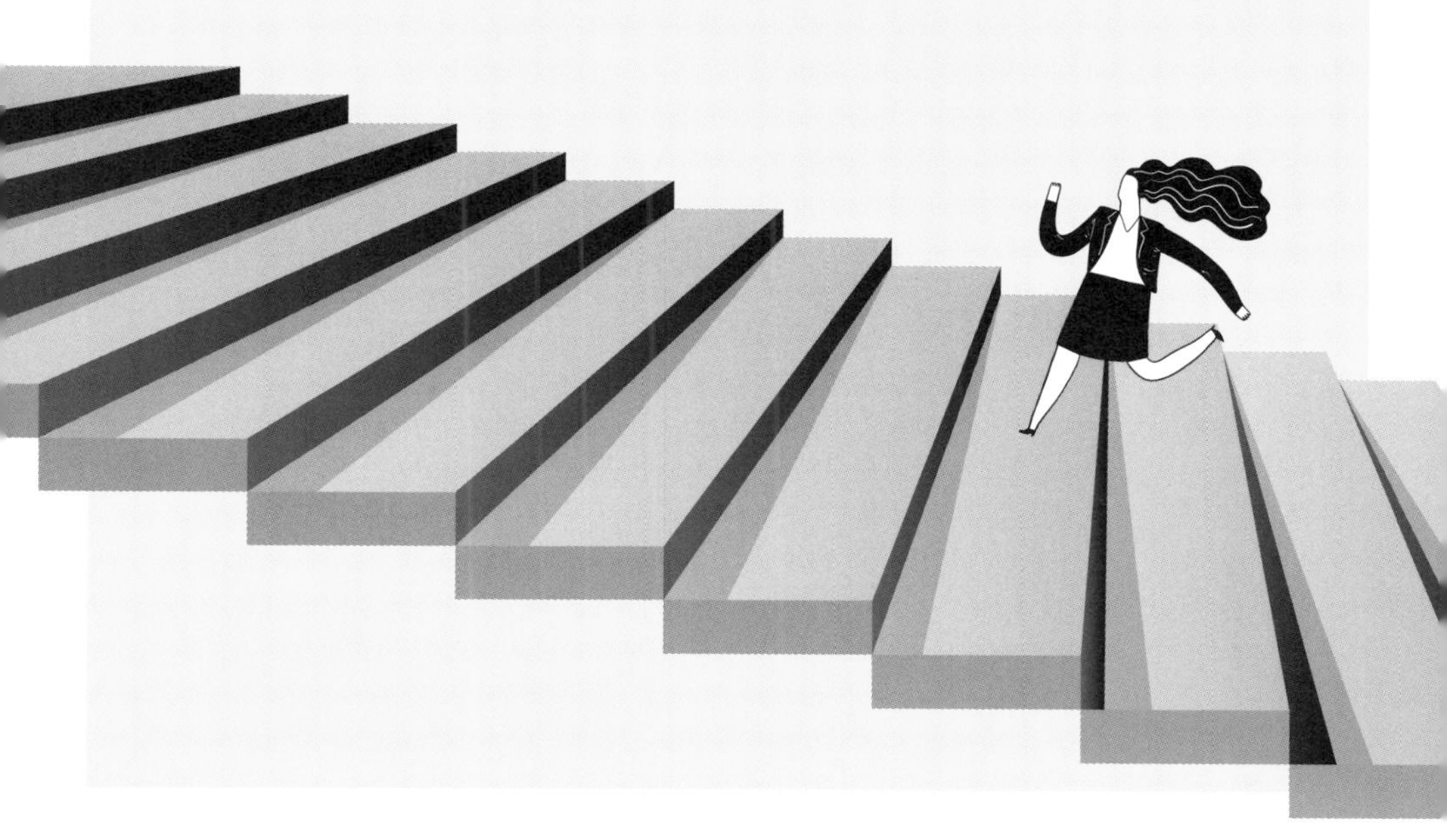

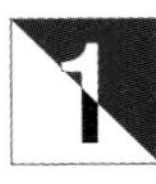

結婚・出産を経ても戻れる環境

日本では、私が子どもだった頃と比べ共働き家庭が増えています。これからさらに夫婦共働き家庭の割合は増えていくでしょう。なぜなら、男性の給料はこの20～30年ほぼ横ばいです。一方で、多くの夫婦は、家族で旅行に出掛けたり、ときには夫婦でフルコースの食事を楽しんだりするような豊かな生活を送りたいと考えているように感じるからです。また、女性自身も、結婚したら家庭に入ると考えるよりも、社会に出て、社会的活動をとおして日々の充実感を得たいと考える人が増えています。

であるなら、クリニックという職場でも、結婚・出産を経たスタッフの割合は以前より増えていくでしょう。従来のクリニックは、朝9時から夜の7時～8時までの就業時間が通常ですから、子育て中の女性には、現実的にはちょっとむずかしいのではないかと思われます。ここまで拘束時間が長いと、夕食の準備や保育園への子どものお迎えなど、協力してくれるおじいちゃんやおばあちゃんがいない限り、勤め続けるのは困難と思われます。

こうした事情から、多くのクリニックでは、独身の若い女性を採用して、やっと一人前になったと思うと結婚や出産で退職ということが当たり前になっていると感じます。それではせっかく積んだキャリアや培ってきた能力を、そこで途絶えさせてしまうことになるので、もったいないのではないでしょうか。

経営者の立場としても、これから少子化がますます進み（ベビーブームの私が生まれたころは年間２００万人産まれた赤ちゃんが、２０１9年は90万人を切ったと聞きます）、現在でも簡単ではない人材の獲得が、ますます困難になるのは危惧されるところです。

そこで私は、クリニックとスタッフ双方のため、まずは自院が結婚後も働きやすい環境の前例になろうと決心しました。まず考えられる手段としては、他業種のように9時～17時の勤務時間を基本とし、17時以降は別のスタッフを雇うことでした。ただし、この場合、17時以降のスタッフを探すのは、そう簡単ではありません。方法として、17時以降は学生も含めたアルバイトを雇うことが可能と思いますが、それでは、周りのスタッフの負担は大きくなるかもしれません。

そこで、私のクリニックで行ったのは、子育て中のスタッフには、9時～17時でできる経理、採用、人事労務、広報、マーケティング、web周りの整理――などの業務を担当してもらうということでした。私は、診療現場のスタッフには現場の仕事に集中して専念してほしいと思っています。この〝診療と経営の分離〟は、私の実践したいテーマの一つなのです。

当院では、10年ほど前から春の新卒採用を5、6人としてきましたが、そのスタッフが、毎年、次々に結婚して、子どもを産み、産休・育休を経て、職場に復帰するというサイクルが出来上がりつつあります。ここまで来るにはいろいろありましたが、幸いなことに、今では復帰するポジションがちゃんとあることが文化として成り立ってきたのです。先輩や他のスタッフが、やってきたから私も大丈夫と、若いスタッフも思えるようになっているのではないでしょうか。

とはいえ、最初の一人となったスタッフは苦労したと思います。もしかしたら他のスタッフに共感を得られていないのではないかと感じたり、自分だけ早めに帰ることに罪悪感や戸惑いがあったり、あるいは仲間と一体感を感じられなかったり……そのようなことがあったかもしれません。しかし、現在では、結婚して、出産して、子育て中は9時～17時の短縮時間で勤務できる業務に就くというのが、本当にごく当たり前のように行えるようになっています。

子育て中のスタッフ用の業務を作ったのは、私の一つの覚悟です。私は、何もスタッフへの慈善活動としてクリニックという事業しているわけではありません。中長期の戦略を考えるなら、優秀な人材を採用し、教育をしたスタッフに少しでも長く勤めてもらうことが重要と考えているだけです。そのためには、出産、子育て中のスタッフでも働ける環境を作るしかない……そう思ったからやっているのです。もちろん、手塩にかけて育てたスタッフ、気心知れたスタッフたちとずっと仲良く仕事をしたいという精神的な想いもありますが、それ以上に、やはり経営面から、それが法人にとってプラスだと思っています。

いざ、この取組みをはじめてみると、大きな課題となったのが、復帰後、どこに子どもを預けるか、です。一昔前なら、夫婦どちらかのご両親が近くに住んでいたり、3世代の同居もあって、子育てを手伝ってもらうこともできたと思いますが、今はおじいちゃん、おばあちゃんに孫を見てもらうことが減ってきていると思います。勤め人の定年も延長されていますし、おばあちゃんが働いているという方も少なくありません。一方で、日本の問題として小さな子どもを預けられる施設が圧倒的に少ないのが現状です。

そこで私が考えたのが、〝クリニックという法人がグループとして託児所も経営する〟ということです。現在働いているスタッフももちろん喜んでくれるでしょうし、採用戦略としてもすごくプラスになると考えました。私の法人には、妊娠・出産を経験しているスタッフがいるので、働くママの生の声も聞けるし、そのスタッフの働き方が見えると、就職を希望する人も安心だと思うのです。若い女性のステージは年々変化しますから、各ステージに対応したものが提供できれば、私にとっても人を雇用することへの喜びにつながると言いましょうか、社会への貢献を実感でき、自分自身のモチベーションもアップします。

世の中には、転職を繰り返してキャリアアップを図り、輝いている女性もいると思いますが、私は、スタッフが、一つの組織のなかで様々な業務をマスターして、長くキャリアを形成することもすばらしいと考えます。

このように、働く女性の人生のステージの変化に対応できるクリニックは、今までにはなかった、梅華会が本邦初と自負しています。クリニックでこれが実現できたのは、複数の分院をもち、現場以外の間接業務を作りやすいという利点があるからだと思います。例えば、開業医コミュニティ（ＭＡＦ）の仕事や本の出版、セミナーでの講演など、広く医療に関連する事業を行うことに院長がコミットしているのであれば、分院がなくても可能なことではないかと思います。

まさに〝思考は現実化させる〟です。思考のなかにしか未来はありません。その未来をどう形作るかは、先生方、あるいはスタッフの皆さんの頭のなかにあるのです。

企業内託児所

当法人で出産・育児休暇を経た第1号のスタッフが、職場復帰の際に大きな壁となったのが、託児所問題でした。現在の日本では、子育てをサポート、支援する体制が整っていないことを痛切に感じました。

行政は少子化対策を大きな課題として掲げていますが、本気で人口を増やし、出生率を上げるための政策を考えているのだろうか……と個人的には疑問に思っています。合計特殊出生率（一人の女性が出産可能とされる15～49歳までの間に産む子どもの平均数）は1.3～1.4です。子どもを産んでも育てる環境が整っていないとしたら、これからも出生率の上昇は望めないと思います。若い世代の求める環境の一つが託児所、つまり、子育てを助ける環境で、日本の人口を増やす一番重要な点だと思います。

託児所の整備を国や地方自治体自身に望むことはもとよりですが、出産・育児休暇後のスタッフが職場復帰の時期であった当法人にとっては、待ったなしの事態でした。そんな折、企業が託児所を作ることに国が助成する制度が設けられているという話を聞いて、さっそく名乗りを上げました。

２０１９年４月から３カ所で開設した当法人の企業内託児所には、当法人のスタッフの子どもも含めて、合計約50人の子どもたちを保育士さんが見ています。昼食はすべて手作りで調理をしていて、旬の食材を使った、作りたてのものを子どもたちに食べさせています。この環境を自分ではすごく気に入っています。なぜなら、食べることの大切さを小さいうちから自然に教えることはとても重要だと思っていますし、医療法人が運営している託児所なのですから、利用者に安心安全を届けるのは絶対条件だと思っているからです。

法人として働くママの環境をしっかりと支援していくことができたときに、一方で、そのことが、梅華会の採用戦略のなかですごく大きな位置を占めることになりました。他院との差別化ができたことで、仕事に意欲的で優秀な人がより集まりやすくなり、優秀な人が辞めない、という良い循環が生まれると確信しています。

参考　スタッフが輝く梅華会の取組み

【Standard編】

1．内定式

私は、新卒採用に向けてなるべく早い段階で応募者に会いたいと思っているので、入職より1年以上前の2、3月から準備します。これは、スターバックスの元社長・岩田松雄さんから学んだことです。岩田さんは、新卒採用への就職説明会は、北海道から九州までどこでも必ず全部出て、ご自分の想いを伝えていたそうです。そういえば、サイバーエージェントの藤田晋さんも、ネクシィーズの近藤太香巳さんも、湘南美容外科の相川佳之さんも、新卒採用にとても重きを置いています。トップの想いをしっかり伝えることで、自分が求める優秀な人材に入ってもらえる確率が高まると聞いたため、私も実行するようにしたのです。そして、5～7月には内定を出すようにしています。

2020年現在、今は売り手市場です。企業の内部留保が過去最高と言われているなかで、大企業は、我々クリニックに比べて組織も強ければ福利厚生も充実していますから、のちに大企業に受かったという理由で内定辞退、ということもあり得るわけです。そこで、内定を出したあとも学生と接点をもっておくことが大切なのではないかと考えました。

そのための一つが内定式です。我々の一員として来年4月から一緒に働きましょう，というメッセージを込めて内定式と食事会を開いています。内定を出すまでに関わったすべてのスタッフも参加し、「一次試験のときにこんな話をしたよね」とか「面接のときにこんな質問をしたけれど、あなたはどう思った?」とか、いろいろな思い出話をしながら、ここにいる先輩スタッフと苦楽を分かち合おうという想いも、内定者に伝えるようにしています。そして、最終的には、内定辞退を減らす一助にしたいと思っているのです。

特に女性スタッフの場合、物理的な居場所だけではなくて、心理的な居場所も用意されていることを示すことはとても有効だと感じています。

2. 入社式

当院では、開院3年目から新卒を採用するようになりました。そのときは、大学を出たての新人が一人前の社会人になるよう、私がどこまで教育できるのだろうと、おっかなびっくりでした。新卒採用することを決めた私でさえそうなのですから、在籍していたスタッフたちは、それにも増して不安だったと思います。

それでも先輩スタッフ全員が協力してくれたので、本当にいいかたちで組織づくりが少しずつできてきて、3、4年後には、採用数も1人、3人、5人と増え、組織も大きくなりました。そんなときに一人のスタッフが、新卒者が入社式をやりたいと言っているという情報を私にくれました。

けれど、当時の私には、入社式のイメージがまったくありませんでした。ドクターである読者の皆さんも同じだと思いますが、自分自身が入社式に出席した経験がないため、入社式がどのようなものかがわかりません。しかし、ネットでちょっと検索してみると、大企業で入社式をしていない企業はないことを知りました。そこでそれらの入社式の様子をネットで見て、入社式とはセレモニー、一つの伝統であると理解しました。さっそく梅華会でも入社式という儀式を行うことにしました。

私が、入社式の特長として取り入れていることは、ご両親からいただくメッセージです。社会に出るということは、親離れするということです。親元から離れて正真正銘一人前になるスタートが入社式です。そのスタートに立ったときに、誰に一番感謝したらいいのかを考えたら、私は、ここまで育ててくれたご両親だと思いました。

ご両親も、自分たちのお子さんが社会人になることには、大変感慨深いものがあると思います。ですから、入社式でご両親の心をお子さんに伝えてもらって、スタッフには感謝の気持ちを確認してほしいと心から思っています。

その感謝の気持ちは、これから指導してくれる上司や先輩スタッフ、そして、一緒に頑張る同期への感謝の気持ちへとつながることを期待しています。

3．新卒合宿

毎年、入社式のあとには新卒合宿をやっています。新卒合宿には2つ目標があります。一つは、梅華会が共有している想いや理念、法人の向かうべき方向性を改めて伝え、しっかりと共有してもらうことです。志新たな新スタッフに理念教育をすることはとても重要なのですが、それ以上に私がしたいもう一つは、同じ釜の飯を食ってもらいたいということです。普段とは違う環境で一緒に泊まって、自分の考えや悩みを皆と共有してほしいと思っています。なぜなら、人は、悩み事や考え事は、心を許した人にしか話さないものなので、一日も早く、同期や先輩スタッフとそういう関係になってほしいと願っているからです。

一般的に、組織における離職の最大の原因は、給与などの待遇面ではなくて人間関係だと言われています。人間関係がうまくいっていたら、一緒に過ごす時間は楽しいと思い、辞めようなどとは考えないのではないでしょうか。

私がこの1泊2日の新卒合宿のなかで強く感謝しているのは、先輩スタッフたちが、私が伝えた目標に沿って感動する企画をいろいろと考えてくれていることです。どうグループ分けしてどういう企画にしたら、皆の仲がもっと良くなるか、よい関係をつくれるのかを、主体的に真剣に考えてくれます。新卒合宿は新卒スタッフのための合宿ではありますが、先輩スタッフにとっても、ＡＩに取って代わられることのない主体的に考える場となっています。

私は心から思うのです。教育にかける投資はいつしか何倍にもなって返ってきます。1泊2日の経費のことなど、小さなことは考えずに、人生最大の配当をもたらす教育という投資をしてもよいのではないかと考えます。

4. 理念研修

当院が最も大事にしていて、物事を考える基準としているのが理念です。社会にはルールが必要です。私は、社会でいうルールがクリニックでは理念だと思っています。例えば、梅華会では、患者さんを「患者さん」と呼ぶのか「患者さま」と呼ぶのかという考え方を統一しています。うちのクリニックでは「患者さん」と呼んでいますが、なぜ「患者さま」と呼ばずに「患者さん」と呼ぶのかについて、梅華会のスタッフなら全員がすぐに答えられると思っています。それが梅華会の文化であり理念です。

それは、理念研修をとおして法人の想いを全員にしっかりと伝えているからで、「さん」と呼ぶのか「さま」と呼ぶのかは、単なる呼び方ではなくて考え方に関する一つのルールだからです。患者さんと接するときにも、クリニック内で統一した想いやルールがあったほうがいいわけで、一致した想いやルールがあると、そこにビジュアルが生まれます。ビジュアルが生まれるとは、メンバーの一人の想いに何かが欠けていたら、そこが目に付くということです。人には欠けているものに目が向く習性があります。例えば、完璧な丸ごとのリンゴと欠けているリンゴを見たら、欠けているリンゴが気になるのが人間です。理念をとおして、全スタッフが同じように患者さんに接してくれたら、それは素晴らしい組織になると思います。

また、最低限のマニュアルは必要ですが、マニュアルを超えた対処法が絶対あると思います。マニュアルを超えるには、理念教育とその理念の共有が必要です。常に、トップの判断を待つようになると大企業病に罹ります。

大企業病とは、組織の部下の皆が皆、上の指示を待ったり、上にお伺いを立ててからしか動けない状態のことです。梅華会には7つのクリニックがあって、そのほか経営幹部がいる場所が1つあります。一糸乱れず梅華会を統率するためには、経営幹部に日々細かい判断が迫られるわけですが、その判断する場面に直面したときは、私にお伺いを立てることなく、自分たちで考えて行動し、自分たちでやってもらっています。それが可能なのは、理念がしっかりと共有できているからです。もちろん、私の考えと多少ずれることもありますが、ずれたときに、話し合いの場をもてば、PDCAは回ります。それを繰り返していくと、皆が一つになって基本が統一されてくるので、組織はより発展すると思います。

5. 社外研修

社外研修では、スタッフ皆が楽しくイキイキと働いている職場や企業を皆で見学に行っています。スタッフがイキイキと楽しく働くために、どのような仕組みにしたらよいのかを知るには、自分の目で見るのが一番早いと思っているからです。過去に訪問したのは、北九州のバグジーさんという美容室や東大阪のヨリタ歯科医師クリニックさんなどです。

見てほしいポイントは、どう業務を行っているかというテクニック的なことが一つと、そこのスタッフたちの人としての在り方や、人生の目標設定の方法を感じ取ることが一つです。人生のビジョンをどうもつかによって、人は人生の過ごし方が違ってくると思います。実際にそれらを肌で感じて、自分のクリニックに戻ったときに活かしてほしいと思っています。

6. 社内研修

梅華会では、スタッフがセミナーに参加して得た知識や読書から得た知識、誰かと話して得た知識、あるいは今までの社会経験から得た知識などを、法人内の皆に広めるため、スタッフを講師とした社内研修を行っています。

例えば、梅華会には元キャビンアテンダントという経歴の持ち主がいます。Ｃｈａｐｅｒ2に登場した赤井澄恵です。彼女を講師として、スタッフ全員で接遇の極意の研修を受けたこともあります。

身近なスタッフの話は聞く側にとっては受け入れやすく、身につきやすいというメリットがありますが、話す側にも自分の知識の確認と発信力アップという効果もあるので、不思議な善循環が起こります。

その善循環を期待して、社内研修の機会をこれからも多くもつようにしようと思っています。

7．ディズニーの接遇研修

ディズニーランドは、誰でも（私はそうでもありませんが）、特に若い女性は大好きだと思います。スタッフの9割がアルバイトというディズニーランドで、あれだけスタッフがイキイキと働けるというのは、絶対に何か秘訣があると思い、梅華会はそこで学びたいと思いました。幸いなことにディズニーアカデミーという研修を受けられるコースが設けられています。

ディズニーでは働く人を、スタッフではなくてキャストと呼んでいます。なぜなら、そこで働く人たちこそがディズニーランドというステージに立つアクター・アクトレスだということが、企業の考えだからです。スタッフをキャストと呼ぶことで、経営者が、働く人たちにアイデンティティを与え、同時に自覚をもてという強いメッセージを発しているのです。

どういうアイデンティティをもつかで人は変わると思います。皆さんはイソップの3人のレンガ職人の話をご存知でしょうか。旅人が道を歩いていると、レンガを積んでいる3人の職人に出会い、何をしているのかを尋ねます。1人目は「レンガを積んでいる」と答え、辛くて不公平だと考えていました。2人目は「大きな壁を造っている」と答え、家族を養うために仕事があることに感謝していました。３人目は「歴史に残る偉大な教会を造っている」と答え、教会の完成をイメージし、そこに訪れる人々の幸せまでも考えていました。「ただレンガを積んでいる」のと「教会を造るためにレンガを積んでいる」のでは、完成に大きな差が出ます。同じことをしているのに、どういう仕事がしたいかというアイデンティティの違いがこの回答の違いを生んだのです。そしてどういう考え方で仕事をしているかによって出てくる成果はまったく違うということになります。

また、ディズニーアカデミーでは、華やかなディズニーの世界の裏側を全部見せてくれますし、ディズニーの考え方も教えてくれます。ディズニーは夢の国なので、キャストは専用の裏口を利用するなど、お客様にバックヤードを見せないように工夫しています。従業員も建物も何から何まで、ディズニーの想いで全部貫かれています。その一貫した想いによる行動は、お金をかけなくても梅華会でもできると感じました。

また何より、ディズニーでの研修は、エンターテイメントを楽しみながら学べるので、研修に対する嫌悪感を払しょくでき、次の研修への参加意欲にもつながるようにと思っています。

8. 知覧研修旅行

皆さんも知覧特攻隊のことをご存知だと思いますが、鹿児島県にある知覧は、特攻する戦士らの駐屯地のあった所で、特攻隊として若い青年たちが敵艦目指して太平洋に飛び立った地です。

梅華会は、そこを研修の場所に選んで皆で行きました。そこには、その場所に立つだけで感じる何かがあります。そこに立って感じた場の雰囲気に、私は涙流さずにはいられなかったし、多くのスタッフも涙していました。日本のために片道の燃料だけ積んで飛び立っていった若者たちに対して、私は恥ずべきものを感じもしました。今を生きる私たちは、彼らの分まで大切に一日一日を過ごさなければならないと強く思いました。人生の最期を迎えたときに、プライベートでも仕事でも、心から生ききれたと思えるような生活を送らなければならない――

強くそう感じながら、梅華会の皆と一緒に、人生の大先輩に花を手向け、心の中でお礼の言葉を述べました。

梅華会の知覧研修旅行について、政治や思想が入っているとか、宗教的な概念がどうだとか、そういう意見を聞くとスタッフから聞きましたが、私は、ただその地に立って何かを感じとってほしいと思っただけで、政治的あるいは宗教的な意図があったわけではありません。何を感じ、何を思うかは各人の自由ですし、過去の戦争の悲惨さも実際に触れてみないとわからないと思います。

医療人として生きるためにも、自分の人生を輝くものにするためにも、ときには死を意識することも必要なのではないかと思っています。

9. 目標発表会

とても残念なことなのですが、日本の子どもたちに自分の将来を尋ねると、夢や目標がないと答える子どもがすごく増えていて、OECD参加34先進諸国のなかでも最低レベルだと聞きました。

私が頑張れる原動力は、成し遂げたい目標があることと、それに向かっているときに心に燃料が灯ることだと思います。ところが、今はやりたいことがない日本人が多いから、将来が不安だと思ったり、今何をしていいのかわからなかったり、何を指標に生きていいのかわからなかったりするのではないかと思いました。

そして、梅華会のスタッフにも同じように将来を見据えていないことを感じることがありました。面談したときに、将来どんなキャリアをつくりたいか、将来どうなりたいかなどを訊ねても、一人ひとりの口から明確なメッセージが見えてこなかったのです。その理由を聞いてみると、遠い未来のことはわからないとのことでした。ならば、5年、10年先ではなく、1年先の自分がどういう仕事をして、どういう生活をして、どのくらいの収入を得て、何を求めていこうとしているのか――であればわかるのではないかと考えました。

将来を〝1年後〟に設定し、「目標設定会」を開いて、皆の前で発表し合うことにしました。私としては、職場で行う目標設定会ですから、仕事の目標設定をメインにしてほしかったのですが、それだけだとイメージできないところがあるようなので、目標はプライベートなことも含めてよいこととしました。例えば、ダイエットして○キロ体重を減らすとか、習い事で何か覚えるとか、それはそれでいいと思ったのです。大切なのは、目標を設定してそこから逆算して行動する習慣付けをすることです。そのような習慣ができるようになることが、スタッフにとって大きな財産になると思うのです。

1年に1回開いている目標設定会でのポイントは、スタッフ一人ひとりの発表を聞いて、各々がそれに対してメンターカードを書くことです。メンターカードとは、簡単に言えば、励まし承認するメッセージです。発表者は、メンターカードに書かれたポジティブなフィードバックから、勇気や元気ややる気をもらいます。何かの拍子にやる気がそげたり、3日坊主になったり、挫けそうになったときに、メンターカードに書かれた内容を見直して、新たにもう1回やるぞ！ と思ってもらえたらいいとの思いがあります。

よく出てくる仕事に関する目標として、「1年間でクラークとして一人前になる」とか、「リーダーとしてスタッフみんなから信頼を得るために行動する」といったものがあります。そういった仕事に関する目標に対しては、その設定に対するコミットメントを高めるとともに、スタッフ同士で励まし合ったり、認め合ったりする縦のつながり、横のつながりを大切にすることを目指しています。

10. リーダー制度

リーダーと一般のスタッフの仕事との大きな違いは、自分の仕事に集中するだけでなく、自分以外の周囲の人を見ながら、足りないところを補い、自他ともに仕事を円滑に回していかなくてはならないところです。当然、高い能力が求められます。

リーダーは、私と各スタッフとの間をつなぐという組織にとって大事な仕事ではありますが、一方で、リーダーとなったスタッフには、その経験を家庭や地域でも活かしてほしいと思っています。例えば、家庭生活において、どこに家族旅行に行くか、あるいは子どもの進路をどうするかなど、自らが指し示して導くためには、梅華会で身に着けたリーダーシップが発揮できると思うのです。

そのような能力を身に着けるための制度がリーダー制度です。

11. 社内報

社内報を発行している企業は少なくありません。お互いを知るためには重要な役割を果たす取組みです。梅華会も組織が大きくなったことで、現場のスタッフには本部がやっていることがわからない、逆に本部のスタッフには現場のことが把握できないということが多々出てきました。そこで、現場のスタッフ、本部のスタッフが、患者さんのために、周囲のスタッフのために、毎日どんな想いで仕事をしているか、それをお互いに知ろうという目的で社内報を始めました。

それは結局、お互いの承認ということになります。お互いを知って互いを承認することによって、それぞれの職場への帰属意識が高まります。そして、職場への帰属意識が高まるということは、人間関係を良好にすることにつながると思うのです。

社内報のなかで、今、私が一番想いを込めているコーナーは、毎回誰か一人をピックアップして、スポットライトを当てるということです。スタッフ同士で共有するだけでなく、ご家族にも見ていただきたいと思っています。「娘さんがこういうふうに頑張って仕事をしています」「奥さんがこういうふうに仕事しています」「お母さんはこういうふうに頑張っています」という内容を社内報に盛り込んでいるのです。

スタッフたちが梅華会で仕事をしていられるのは、ご家族の信頼や、家族の協力があるからです。ご主人のご理解だったり、ご両親のご理解だったり、お子さんの協力があってこそ梅華会に勤めてもらえていますということを、ご家族に伝えるのも社内報の目的です。

12．感謝祭

感謝祭とは、一般的な忘年会の一種なのですが、実は、私は忘年会という表現があまり好きではないのです。なんで年を忘れる必要があるのか？　この1年、忘れたいほど悪い事があったのか？……本来なら年末は次の年に向けた意欲を表すべきではないのかと思ってしまうからです。それで〝感謝祭〟という名称にしています。

感謝祭では、お互いがお互いに感謝するメッセージの交換を行います。私の場合は、分院の院長に日頃の感謝を言葉にして伝えています。

女性は、舞台に立つことをすごく特別なものと感じているように思われます。女性にとって、舞台の上はおめかしする場だということです。普段は、ジーンズにTシャツ姿で生活しているのかもしれませんが、ときには、ヒロインになっておめかしする場をもつことは重要な意味をもつようです。ですから、会場も大阪リッツ・カールトンホテルやコンラッドホテルなど、着飾って行ける場所を用意しています。そういう華やかな場所では、誰しも気持ちが高揚します。もちろん女性は美味しい食事も大好きなので、私自身でスタッフへの感謝を込めて準備します。

感謝祭で、私はスタッフ一人ひとりに表彰状を渡します。みんながより仲良くなって、1年を振り返ってお互いを承認し合う、そんな場になっています。

13．スタッフとの食事会

日々の診療などに追われていると、スタッフとの会話は、とおり一遍の浅い話になってしまうのが現状です。私も、スタッフと最近あった話や、楽しかった出来事などを話すことはありますが、なかなかまとまった話はできません。そこで、少しお酒も入った食事をスタッフと一緒にして、オープンマインドで会話をする機会をもつことにしました。

日常と違う環境のなかでオープンマインドになると、スタッフは、ちょっとした悩み事やクリニックのなかで気になったことを話してくれます。このことは、問題が顕在化する前に問題の芽をつむことができるし、私とスタッフの間に良い人間関係ができて、理事長のために働こう、メンバーのために働こう、このリーダーのために働こう……と思うきっかけになります。

食事などをしながら打ち解けた話をして、スタッフの心のなかにあるモヤモヤを発散する機会を設けることは、良い職場づくりにはかなり有効だと感じています。

14．理事長本貸出

私は読書がとにかく好きです。読書は、自分ができないことを経験できるとともに、人生に彩りを与えてくれます。

以前受講したあるセミナーで「学ぶ方法は3つある」と聞きました。その3つとは、1つ目が本を読むこと、2つ目がセミナー、研修、授業を受けること、3つ目が人と会うことです。私は読書を通してたくさんのことを教えてもらったと思っていたので、本当にそのとおりだなと思いました。

ところが、残念なことに今の若い人には読書の習慣がありません。梅華会の若いスタッフもおそらく同様だと思ったので、スタッフに「読書っていいよね」と聞いてみたら「いい」とは言いますが、それは「悪い習慣ではない」という意味であって、「読書が面白い」とは思っていないように感じました。読書習慣がないから「しんどい」と言ったスタッフもいました。

私は、スタッフには読書習慣を付けてほしいと思ったので、私が読んで感銘を受けた本をバックヤードに並べてスタッフに貸し出すようにしました。私がとても感銘を受けた本に『7つの習慣』という大ベストセラーになった本があるのですが、この本は自分の人生を変えるぐらいの本でした。そこで、是非スタッフ皆に読んでほしいと思って、10冊買って本棚に並べておいたのですが、誰も手に取らず、とても残念な思いをするとともに、なんでだろうと疑問に思いました。しかし、よく考えてみれば、女性のなかで私の影響力が最も強いと思われる妻でさえ、この本を読んではいなかったのです。

この出来事から学んだのは、自分が感銘を受けたからという理由で人に勧めても、決して読書習慣は身に付かないということです。ファッションでも、コスメでも、グルメでも何でも、若いスタッフが興味をもっている本を読むことから始めることがポイントだと気付きました。ですから、最近では、本棚に並べる本を選ぶのはスタッフに任せています。

15. 読書感想文

本に書いてある内容を咀嚼し、考え、それを吸収するという習慣はとても大事だと思うと同時に、フィクションであれ、ノンフィクションであれ、読書習慣はなにかしら自分の人生にヒントや深みを与えてくれるのではないかと思っています。そこで、スタッフには読書を推奨するとともに、感想文を書いてもらっています。学習効果が高いのは、アウトプット8、インプット2と前にお伝えしたとおりです。また、新入社員には、ぜひ読んでほしい本として課題図書を定めて、その本についての感想文を書いてもらっています。

読書習慣を付けるためには、スタッフそれぞれが好きな本を読んでくれればいいのですが、私自身が読んで学ぶことが多かった本、例えば『80対40の法則』などは、全員の共通言語となるよう、スタッフ全員に読んでもらっています。なぜなら、私がスタッフに想いを伝える際に、共通言語としてあらかじめスタッフにインプットされていると、話が通じやすいからです。

本を読む習慣は、ぜひともスタッフに身に付けていてほしいし、たとえスタッフたちが梅華会を離れたとしても、絶対に役立つと思っています。

16. イベント企画

クリニックを受診する子どもは、もちろん調子が悪くて来院しているのですが、そうではない元気なときにもクリニックに来てもらって、会いたいと思いました。来院するお子さんは体調が悪くて泣いていたり、機嫌が悪かったり、いつもそれを見て辛かったからです。

そんなとき、子ども向けの職業体験型テーマパーク・キッザニアで、ある歯科クリニックがその場を提供していることを知りました。そのとき「これだ！」とひらめきました。そのほか、当院では、ハロウィンのイベントをしたり、大道芸人に来てもらったり、フェイスペインティングをしたりと、様々なイベントをほぼ無料で提供しています。

これらのイベントは、企画から計画、準備、開催、後片付けまで、すべてをスタッフに任せています。来院されるお子さんに喜んでほしいという思いからの出発でしたが、スタッフに考える力を付け、成功体験を味わってもらうという副産物もできました。クリニックでの診療は、スタッフたちにすべてを任せるわけにはいきませんが、イベントは少々こけても大丈夫です。患者さんの安全をおびやかすものでもありません。イベント終了後、スタッフ皆が、やり切った感で感動している姿を見ると、イベント企画は人を成長させる一つの機会になっているとつくづく感じます。

人はすごい生き物だと思います。こんなに人を喜ばせたい、人を助けたいと思っているのですから。日々、スタッフ全員が根源的にもっているそういう気持ちで過ごすことができれば、当院はもっと強い組織になると思うのです。

17．医療事務スタッフによるスタッフブログ

梅華会は女性が輝いて働いている職場だということを広く皆に見てほしいと思って、スタッフブログを始めました。キャリアのためには、インプットするだけではなくてアウトプットも重要なのではないかという思いから、アウトプットの場の提供という意味合いもあります。

ほとんどを医療事務スタッフが書いているのですが、読んでいただくと、医療事務スタッフのイメージが変わるのではないかと思います。それはなぜかと言うと、梅華会では、医療事務スタッフに〝考える〟という行動を常に求めているからです。言われたことを言われたとおりにするのではなくて、そこにプラスできることを考えて主体性をもって行動することは、そう簡単ではありません。具体的には、広報、人事、労務、採用、マーケティングｅｔｃ．……。

考える力を求めていると、自然に考えることが好きな人が集まってくれて、人が人を磨いてくれます。同じ感性をもつ人たちが集まることによって、組織は同じ方向に向かいます。そして、同じ方向に向かうスタッフがいると離職率も下がります。離職率が下がる結果、梅華会はスタッフが輝いて働く職場となります。

スタッフが輝いて働く職場とは、自分に与えられたことに付加価値を付けて業務を提供できるスタッフがいる職場です。

なお、新しく入職したスタッフに聞くと、応募の際にスタッフブログが大いに参考になったと聞きますから、採用の面でも効果が期待できるのではないかと思います。

18. うめはな新聞

10年ほど前に、クリニック内のお知らせや病気の豆知識などを書こうと思って、新聞を作るソフトを買ってきたのが始まりで、『うめはな新聞』は生まれました。買ってから思いついたのですが、新聞は、住民や患者さんたちにクリニックの想いや考えを伝えるのに良いツールだということです。

最初は自分でボチボチ作っていたのですが、スタッフに考える習慣を養ってもらったり、成功体験を積んでもらうためにも有効だと感じたので、スタッフにどんどん移譲していって、今はすっかり私の手から離れています。

自分はこういう想いで仕事をしていますとか、こういう想いで入社しましたといったことを、新聞をとおしてアウトプットすることは、モチベーションアップにも有効だと実感しています。特にスタッフの人数が多い職場なので、情報や知識のインプットに偏りがちです。最初は難儀していた記事のライティングも、やっているうちに技術が身に付き、楽しさも感じるようになってきているように感じます。患者さんから「この前の新聞のこれがよかった」というような声をいただいたりすると成功体験にもなります。

患者さんに喜んでもらえて、輝く組織づくりのためのアウトプットの機会にもなっているのですから、一挙両得です。スタッフたちは、毎号、どうやったら読んでもらえるか、どうやったら気に入ってもらえるか、しっかり考えながら取り組んでくれているようです。

19. みんなの一言チャット

法人職員の情報共有のため、グーグルチャットを活用しています。組織が大きくなると、同じ時間帯に一堂に集まるのはむずかしいので、たいへん便利です。チャットの利点は、リアルタイムで応答するのではなくて、次の日の業務中に見てもいいし、家にいるときに見てもいい、というように自分の都合のいい時間に応答できるところです。子育てなどで家では忙しいスタッフでも、ちょっとした空き時間に短時間で法人の内で起きていることをシェアすることができます。日々の細かな情報を私が把握するのにも役立っています。

なかでも「つぶやきチャット」といって、誰かが発信すると全員がそれに対してつぶやくことができるツールが優れものだと思います。社内で起こった様々な良かったこと、楽しいこと、嬉しいこと、悲しいこと、ちょっと辛かったこと――何でもいいので、みんなと情報共有したいと思っているのが女性である、と私は学びました。

20．勤続旅行

梅華会は、勤続5年と10年のタイミングで同期で行ける勤続旅行を行っています。過去には青森、屋久島、伊勢などの国内各地に出掛けました。２０２０年は10周年記念としてフィリピン・セブ島を予定しています（コロナウイルスの関係で翌年以降に延期になりました）。入職が近い人たちで出掛けるわけですから、入職当時の話で盛り上がります。また、そのころから今への変化も知る仲間と泊りがけで友好を深め、さらに良好なコミュニケーションを図れるようになってくれることや、一緒になって一つの目標に向かって行動する意識をより強くもってくれることを期待しています。

勤続旅行は、入職して間もないスタッフにも励みになるのではないかとも思っています。ですから、スタッフの定着にも効果があるのではないでしょうか。

私は、このご時世のなかで10年間、私の法人で働いてくれるスタッフと一緒に働いていることにとても感謝していますし、誇りももっていますし、10年も一緒に働いてくれたスタッフに対しては、その頑張りに見合ったかたちで勤続に対してのお祝い表彰をしたいのです。これも梅華会の福利厚生の一環です。

21．野球観戦

野球にこだわるわけではありませんが、スポーツ観戦をとおして皆が盛り上がる場をもって、一体感を味わいたいと思って野球観戦の機会を設けています。私のクリニックのある地は阪神タイガースの本拠地、甲子園が近く、そこは非常に一体感のある場所で、今では女性も行きやすくなっています。それぞれ家族や、ときにはお付き合いしている人などを呼んでみんなで応援し、ワイワイしながら、それでもっと仲良くなるのが狙いです。

女性のなかには、自分がスポーツやるのはあまり得意ではないけれど、スポーツ観戦は好きだと言う人がいっぱいいます。本当を言えば、健康のために自分でもスポーツをやってほしいと思っていますが、スポーツが好きではないスタッフもいるので、阪神戦を見てみんなで盛り上がることでよしとしています。福利厚生事業の一つと捉えてもいます。

22. 部活動

私が元来のスポーツマンなので、梅華会には、山岳部、ランニング部、テニス部などの、いわゆる愛好会があるのですが、現在活動しているのは山岳部とランニング部だけです。残念ながらテニス部は、なかなか皆の日程が合わず、活動停止状態です。

私が、医療法人である梅華会に部活動を取り入れている目的は、スタッフの健康増進が一つと、人間関係を良くするために、職場以外で共有する時間を意図的に作ることです。

以前、スイーツ部の話も出ましたが、私は承認しませんでした。なぜなら、医療法人として福利厚生費を出すのであれば、心身の健康を目的とした活動に限るべきで、皆で楽しめれば何でもいいというわけではないと思うからです。

部活動は、自分たちが健康増進を図って、プラスのエネルギーをもって患者さんに向き合うためでもありますし、梅華会ではこんなことやっているという患者さんへの啓発活動にもなっています。

23. 女性健診の一部負担

法律に則った一般の健康診断は行っていたのですが、スタッフアンケートで、複数のスタッフから福利厚生として女性特有疾患に対する健診への助成がほしいという声がありました。

男性である私は、意見が挙がるまでそのことに考えが及んでいませんでした。しかし、子宮頸がんや乳がんは、芸能人の方でも苦労されているケースをよく耳にします。がんに関しては早期発見が必要ですが、それに対して配慮がなかったことを反省しました。

現在、梅華会では、希望する女性スタッフに対して子宮頸がん検診および乳がん検診のマンモグラフィーについて半額を助成しています。これは、スタッフの皆さんの声がきっかけであって、逆に、私の考えだけではこういったこと至らなかったと思うと、日本一のモデルクリニックを目指す私としては、スタッフの声に改めて感謝したいです。

24. 誕生日の花贈呈

誕生日の花贈呈は、私が勤務医として札幌の麻生（あざぶ）病院に勤めていたときに経験した取組みです。当時、私はまだ独身だったこともあり、誕生日にお花をもらってもさほど嬉しくはなく、正直、帰るまでに誰かにあげるなどして、どこかで処分しなくてはという気持ちでした。しかし、クリニック開業後、ある企業を見学したときに、お花をもらった社員がすごく嬉しそうにしているのを偶然目にしました。男性も嬉しそうではありましたが、やはり女性がとても喜んでいるのがわかりました。

そんなに喜んでもらえるのならと、梅華会では、スタッフの誕生日には花を渡し、スタッフの子どもの誕生日には図書券を送ることに決めました。

実際に始めてみたところ、図書券に関しては、スタッフの満足度があまり高くないという感触でした。一方で、お花は満足度が高かったのです。スタッフの子どもに図書券を配ったのは、子どもたちによい本を読んで学んでほしいという気持ちがあったのですが、最近の子どもはあまり本は読まなくて漫画になってしまうからなのでしょうか、スタッフの満足度が高いとは感じられませんでした。それで、こちらはやめましたが、スタッフの誕生日にお花を贈ることは恒例となりました。

分院のあるスタッフに初めて花束を渡したときには、40代半ばのそのスタッフが、涙をボロボロ流して「この年になって誕生日をここまで祝ってもらったことなくて、本当にありがとうございます」と言ってくれました。そのときは、クリニック全体が感動に包まれて、私もこの取組みをやってよかったなと思いました。今は、もう毎年毎月のことでみんなわかっていますから、それほどのサプライズは味わえません。ですが、スタッフの誕生日には、スタッフごとに好きな色、好きな花で花束を作り、アートという感性を磨くという意味があるかなと思って続けています。

【Advance編】

1．産休育休

ご存知のように、これから先、日本の成人人口は急激に減っていきます。２０２０年の厚生省の発表では、２０１９年の出生数は前年（２０１８年）より5万３１６６人少ない86万５２３４人で、１８９９年の調査開始以来、過去最少を記録しました。私が生まれた１９７０年代は年間１８０万人くらい生まれていましたから、成人が減っていく傾向はますます加速すると思われます。

その大きな理由の一つが、働く子育て女性のための環境が整っていないことにあります。特に中小企業では、産休育休制度が整っていないところが多いのが実状です。それは、小さな組織ですと、一人の人員減でも業務に与える支障が大きいからです。毎年、何百人という採用者を受け入れているなら、そのうちの一人や二人が産休育休を取ったとしても業務に支障はでません。しかし、小さな企業では従業員が1人欠けるだけでも大きな影響が出ます。

梅華会は、幸い7つのクリニックをもっており、少し大きな組織になったので、産休育休制度を設けることが可能になりました。出産は尊い経験ですし、日本の人口がこれだけ減っているなかで、〝日本の未来を明るくする〟と豪語している私にとっては、感謝しかありません。そして、育児が一段落したら、また梅華会の発展のために協力してほしいとも思っています。

梅華会は7院体制で運営しているとはいえ中小企業であることに変わりはなく、それにも関わらず、産休育休制度を設けているのは、梅華会のビジョンが〝日本一のモデルクリニックになる〟だからに他なりません。その日本一のモデルクリニックになるために、こうした制度により、スタッフにより長く勤めてもらいたいと思っているわけです。

2. 時短勤務

様々なステージの女性スタッフを雇用するとなると、勤務時間や働き方のフレキシビリティが必須です。クリニックの理念を共有し、自主的に行動できる優秀な人材には、時短という選択肢を含めて働く選択肢を与えています。これからはダイバーシティ、多様性の時代ですので、子育て中のスタッフ、被介護者を抱えているスタッフには、働き方の多様性も求められると思っています。要は、働いた時間のなかで、最高のパフォーマンス、最高の成果を出すということが問われる時代なのだと思います。

早朝勤務であろうが、深夜勤務であろうが、時短勤務であろうが、とにかく提供してくれる成果に対して正しく評価するかたちが整えば、経営としては成り立つことです。梅華会では、女性スタッフが時短勤務をすることで、家族との良好な関係性を築けるなら、そういった働き方を提供したいと思っています。

3. 本部への異動

クリニックの現場の仕事は、朝から晩まで掛かります。1日の勤務時間は、他業種と同じ8時間だとしても、中休みがあるので夜遅くまでの仕事となってしまいます。それにもかかわらず、現場のスタッフは本当に素晴らしいなと思うのは、患者さんのためにという想いをみんながもっていることです。診療中は、患者さんに寄り添う時間になるので、洗い物や片付け、明日の準備等を行うのは、診療時間後になります。帰宅が夜8時、9時にもなる日もあると思いますが、不平を言わずに頑張ってくれています。

育休明けで復職したスタッフの想いもまったく皆と同様、患者さんのためにが一番にあるのですが、想いだけではどうにもならない現実もあります。そこで、お子さんのいる女性スタッフでも勤められるように、午後5時には上がれる仕事を作ろうと考えました。とはいえ、クリニックの場合、患者さんを前に「5時だから帰ります」というわけにはいかないので、現場から離れた仕事、つまり、現場で働くスタッフをバックアップする仕事をつくりました。

例えば、広報戦略、マーケティング、スタッフ教育、研修企画といった職務です。これなら定時に職場を離れることが可能です。もちろん、お子さんが大きくなってある程度落ち着いたら、また現場に戻ってフルタイムで働くこともできます。働く女性の不安を取り除くことが、女性がイキイキと働ける職場となることなのではないかと思っています。

4. 在宅勤務

COVID-19が世界的に流行し、世のなかの働き方は私自身も今まで考えられなかったスタイルに、一足飛びに進もうとしています。クリニックも例外ではなく、スタッフが組織の理念や進むべき方向性を理解しているなら、在宅勤務も可能なのではないかと考えました。

ＣＯＶＩＤ-19に限らず、例えば、乳児を抱えているなど、出勤して仕事をすることがむずかしいのであれば、現場以外の仕事を担当してもらうことで、離職をしなくて済むようになると思います。現在では、ネット環境が整っていさえすれば、業務上のタイムラグはありません。

入職を考える未来のスタッフにも、いかなるステージでも働ける場が確保されているというメッセージを提供できるのは大きなメリットです。離職者が少なく、効率良く生産性が高い職場、そして何より女性スタッフがイキイキと働ける職場を目指しています。

5．パートタイマーからの社員登用

梅華会でパートとして働いてくれるスタッフの多くは、結婚・出産を経て、子育てが一段落してまた社会で働きだした人です。おそらく、どのクリニックでも同様の傾向なのではないでしょうか。

パートで働いているスタッフも、徐々にお子さんの手が離れて中学生くらいになると、そろそろ正社員として働いてもいいと思えるステージがくると私は思っています。そこで、今まで安い給料で働いていても、自分の働き方しだいでは、正社員になれるかもしれない機会を組織として設けるのは正しいと思っています。少なくとも、パートさんのモチベーションアップにはつながります。

また、これからやってくる人材難の時代においては、優秀な人材確保の一つの手段になるとも思っています。梅華会は、今までは新卒をベースに採用してきましたが、新卒で優秀な人を採用するのはむずかしい時代になってきていると感じます。そこで、能力があって、かつ、梅華会の理念や想いを共感してくれる人だったら、新卒採用と並行でパートの正社員への転化にも力を入れていきたいと思っているのです。

6. 復職歓迎

梅華会が復職を歓迎しているのは、私自身が復職は問題ではないと思っていることもありますが、尊敬するサイバーエージェントの藤田社長が復職を積極的に推奨していることも私を後押ししました。

組織に属して貢献していたスタッフが、何かの都合で退職したら、二度と戻ってこれないなんて、そんな理屈はないと思います。逆に、組織の理念や文化を知っていて、仕事のやり方も、人間関係もある程度わかっているのですから、お互いにとってメリットになることのほうが多いのではないでしょうか。

もちろん、スタッフが継続して働いてくれるのが一番です。しかし、梅華会では、やむを得ずやめたスタッフには復職の道を開いています。とはいえ、理念の再教育は不可欠です。

やむを得ず離職したスタッフに復職してもらうためには、年賀状や暑中見舞いなど折に触れて連絡をとって、復職歓迎の気持ちを示すことが重要だと思います。再びここで働こうと決めたスタッフは、以後ずっと働いてくれますし、様々な経験を積んできたことで、プラスαが期待できるのを感じています。

7. 企業主導型託児所

産休・育休明けスタッフの復帰で大きな問題となるのが、お子さんを預ける託児所の有無です。お子さんを預ける託児所が思うように見つからないというママさんスタッフの声があって、梅華会自らが託児所を建てることを決意しました。組織にとって人は一つの財産なので、財産としてのスタッフを20年、30年と長く働けるような環境にするためにも、企業内託児所が必要と考えました。

そのことによって、「梅華会で働けば、出産した後は優先的に託児所に入れます」と広告できることは、採用に関しても有利に働きます。また、託児所を地域の皆さまに開放することによって、地域のワーキングマザーに貢献できるとともに、梅華会の小児科、耳鼻科をかかりつけ医に考えてくれると思うので、これは素晴らしい事業だと考えています。

8. 企業型確定拠出年金

財産管理について日本とアメリカを比較すると、日本では約8割を銀行に預け、残りの約2割を投資などで運用しているのに対し、アメリカは逆で、約8割が投資で、約2割しか銀行に預けていないそうです。アメリカでは、銀行はそもそもクレジットカードの決済手段として利用されていて、財産をすべて銀行に預けるという考えがないようです。投資で増やした財産で老後を送るのが一般的なアメリカ人の考え方なのだそうです。

片や日本人には、財産を投資などで運用して増やすという考えがあまりないように思います。私たち医師も、クリニックで日々汗水たらして働いてコツコツと資産を残すという美学をもつことも良いけれど、余剰金は投資などで運用して増やすことを考えると良いと思います。現在、社会保障費が増加する一方、子どもはどんどん減ってきています。年金の支給年齢も現在の60歳から65歳に引き上げられて、さらに70歳に引き上げられるということとなると、老後を公的年金だけに頼るわけにはいかなくなるでしょう。自分の老後とスタッフの老後のために、確定拠出年金を使って税制の優遇措置を受けながら、積立金を運用することが必要だと考えます。

そこで当法人では、確定拠出年金を企業内に設置して、スタッフにも加入を推奨しています。確定拠出年金は、目先のお金のために投資するのではなくて、老後のお金を明確に意識して考えるという意味で、若いスタッフにも必要なシステムだと思います。

9. 家族も含めた自家診療費負担

医療法人を運営する以上、何より患者さんに元気を与える必要があります。患者さんは、体調が悪いためエネルギーがマイナスな状態で来院されます。そのときに、我々医療人はどういう関わり方をすることができるかを考えたとき、まず、大前提として我々自身が健康でなければならないと考えました。

とはいえ、我々医療人も人間なので好不調の波があります。であるなら、スタッフにも医療サービスを提供できるようなかたちが梅華会に必要だと考えました。理想を言うなら、時間診療そのものを減らして、病に罹らない体づくりをすることが大事だと思うのですが、患者さんファーストで考えれば、それは無理というものです。

であるなら、どうするか……。例えば、アパレルメーカーだったら自社商品を安く購入することができたり、旅行代理店だったら旅行が原価で行けたりということが、福利厚生として当たり前のことなのです。そこで、クリニックならば何ができるかと考えて、スタッフの皆さんに、医療サービスを安く提供することにしました。身体の不調があったとき、すぐに医療にアクセスできたりドクターに相談できたりすることは、スタッフたちに大きな安心を与えると考えます。

10．まとまった夏季・冬季休暇

私はクリニックを開業するときに、趣味である旅行、特に好きな海外旅行のために1週間は休みがほしいと思いました。地域の患者さんに来てもらうために診療日数が多いほうがいいのはわかっているけれど、1週間の休暇は譲れませんでした。

もちろん自分だけでなくスタッフにも長期休暇は必要だと思ったので、夏季・冬季は1週間休診することにしたのですが、これは女性スタッフからも大変好評です。1週間まとめて休むことで、普段はできないことができます。見聞を広めることはすごく大事だと思っているので、私的には旅行がいいと思っています。旅先では、刺激がいっぱいあるし、普段と違う食事をして、普段と違う景色を見ると心身ともにリフレッシュされると思うからです。

今では7つのすべてのクリニックのスタッフが1週間のお休みを実施しています。患者さんにはご迷惑をお掛けすることがあると思いますが、幸いクリニックが複数あるので、ずらして休みを取ることで、ご迷惑は最小限にできているかと思っています。

11. スタッフが母校で講演

新卒採用を毎年一定数採るようになると、特定の大学とご縁ができて、就職課の方々とも人的パイプができます。すると、その卒業生が、今どう働いているかを母校で説明するような依頼を受けるようになりました。

大学側にとって、卒業生がどのようなかたちで働いているかは興味深いことです。卒業生がイキイキと輝いて働いている職場だと思ってもらっているから、そのような依頼も来るのだと思っています。

とはいえ、スタッフが母校で在校生を前に講演するというのはとても勇気がいることだと思うのですが、梅華会では、そういう場面で「私、やります」という文化・風土ができているので、指名したスタッフは誰でも喜んで引き受けてくれます。そして、初めてのことをするときに、周囲の皆が「頑張って」と応援できる環境も整っています。

トップである私がスタッフたちを信じず、何でもダメ出しをして「これはするな、あれはするな」と言っていたらこのような文化は育たなかったと思っています。スタッフたちへの講演の依頼はこれからも増えると思います。

12. 外部向けのセミナー講師

私は、梅華会のスタッフに、「開業医コミュニティ（ＭＡＦ）」でスタッフ向けセミナーの講師をすることにチャレンジしてもらっています。最初、私がその話をスタッフにしたとき、「ドクターじゃないからできない」という心のブロックができていることを感じました。でも、私はそうではないと思っています。

スタッフ向けセミナーで、スタッフとして経験したこと、それによって成長したことを、実際にスタッフ自身が話したら、それを聴いた外部のスタッフは、励みになります。自分にもできるかなと思ってもらったり、梅華会を真似てみようかなと思ってもらえれば、それは、私が梅華会の理事長として話すことよりも、効果があるように考えています。

医療業界は、得てしてトップダウンで物事が決まることが多いのですが、現場で考えて主体的に動けるようなスタッフが育てば、もっと権限移譲も進み、組織は発展すると考えます。また、医療事務の仕事は限界があって、2~3年で全部マスターできてしまいます。2~3年経ったそのときに新しい仕事がなければ、優秀な人は満足できずに去っていくと思うのです。

スタッフがイキイキと働くとは、スタッフが研鑽して自分の能力を磨き続ける環境を与えられることとイコールだと思っています。

Epilogue

この本では、クリニックで働く7名の女性スタッフに入職からこれまでの働き方、そしてこれからの目標などについて語ってもらいました。彼女たちの原稿を読み、7人それぞれの想いがあって、それぞれの葛藤と紆余曲折を経て今に至っていること、そして、今も完全ではないけれど、日々努力を続けて、さらにより良いクリニックになるように懸命に頑張っていることを私自身も再認識いたしました。

彼女たちは、常勤スタッフもいればパートスタッフもいる、看護師もいれば医療スタッフもいる、新卒採用もいれば中途採用もいる、さらに育児休暇、産休を経て復職しているスタッフもいる――というように、7人7様の背景をもっています。しかし、彼女たちに共通していることは、それぞれクリニックに対して深い想い入れがあるということです。それぞれのクリニックを自分の力でなんとかして良い方向へ変え、もっともっと発展させたいと願うその気持ちは、医院長と理念を共有しているからに他ならないとの思いを強くしました。

理念とは想い・マインドと言ってもよいと思うのですが、私の法人を見ても、トップである私の理念に共感し、同じ想いを抱いてくれたスタッフが今も残ってくれていると思うし、逆に、理念が伝わらなかったり、採用の段階で共感が得られなかったスタッフは、途中で退職していかざるを得なかったのではないでしょうか。

となると、どのような組織もそうだと思いますが、トップである皆さんがクリニックの理念や想いを明確にすることこそが、女性スタッフの定着を図るために、そして彼女たちが輝いて働ける組織となるためにとても重要なのだと考えます。そして、そこで働く彼女たちは、周囲との人間関係を重視し、お互いが共感し合える環境や周囲の仲間のサポートに幸せを感じながら自分自身も成長できているのです。

本文でも書きましたが、女性はプロセス、過程を重視するとともに、自分を取り巻く人間関係をとても大切にしています。この本の7人のスタッフも、自分を取り巻く周囲の方々から共感を得たり、承認してもらったりすることで、不安を解消し、自信をもち、仕事に打ち込んでいることがよくわかります。さらに、その想いを広げることで、働くポジションや役割に可能性を見出したように感じます。

従来、クリニックで働くスタッフの多くは、院長に指示されたことを淡々とこなしてきたかもしれません。しかし、この7人は、それぞれが与えられた仕事や役割のなかで、自分がどのように行動すれば患者さんやクリニックのためになるかを考え、自分自身が先駆けになって、後輩スタッフたちも同じように成長してほしいという強い想いをもって行動しています。そして、その想いが周囲のスタッフにも影響を及ぼしています。

この本のなかで複数のスタッフが書いていましたが、スタッフが輝いて働くためには、業務のやり方よりも在り方、つまり、スタッフ一人ひとりが主体性をもって自分で行動できるという強い気持ちをもつことが大事なのだと、私も思っています。であるなら、私たち医院長が、スタッフの可能性を塞ぐことなく、いろいろなことにチャレンジしてもらえるような土壌をつくることで、クリニックは女性スタッフがイキイキと働いて輝ける組織になるのではないでしょうか。とはいえ、そのようなクリニックは、医院長一人ではなかなかつくれません。私の経験から言えば、ここに登場してくれた彼女たちのように、医院長と同じ想いをもち、メッセージを翻訳してくれる右腕となるスタッフをたくさん育成することが必要です。

この本を手にしてくださった先生方のクリニックも、女性が多く勤務する組織だと思います。これからは、専業主婦という言葉が死語になるくらい〝結婚してからも働く〟ことが当たり前になるでしょう。ということは、多様な働き方が必要になるということです。医療機関でもダイバーシティは当たり前になってくるのです。

この本を書いている最中、新型コロナウイルスで社会情勢が一変しました。いずれはと思っていたリモートワークという働き方も10年分くらい一挙に進みました。そのなかで、クリニックも今までどおりではだめで、これからはクリニックでも、多様化する働き方への対応が迫られると思っています。私は、こんなときだからこそ、様々なステージの女性スタッフに対応した働き方の環境を整えて、女性のスタッフも、もちろん患者さんも、さらに社会全体が幸せになるような法人を目指したいと思っています。

社会全体が幸せになることを考えたとき、日本中の多くのクリニックが地域に根差した永続するクリニックとして発展し、そこで働くスタッフが楽しくイキイキと働けることが不可欠だと思います。「一人ひとりの強みを活かして、弱みをないものにする」というピーター・ドラッカーの有名な言葉があります。トップが価値観を押し付けるのではなく、多様な価値観を認め、足りないところをお互いが補え合える文化をもつ組織として、クリニックが生まれ変わることが必要です。スタッフが定着しない、スタッフと信頼関係がうまく築けない——などでお悩みの皆さんが、スタッフ一人ひとりの能力をうまく活用して、スタッフがイキイキと働くクリニックを運営するための、何かのヒントをこの本から読み取っていただけれぱ幸いです。

ここまでお読みいただきありがとうございました。なお、スタッフの原稿にも出てくる「開業医コミュニティ（MAF）」では、院長のみならず、スタッフも一緒に成長するような組織環境づくりを目指して活動しております。もしご興味ありましたら、ホームページ（https://maf-j.com/）も一度覗いてみてください。

最後に、この本の作成にご協力いただきました医学通信社編集部佐伯真理さん、おおこうち内科クリニック・大河内昌弘理事長&加藤有加里さん、西馬込あくつ耳鼻咽喉科・阿久津征利院長&草彅香奈さん、医療法人社団ファミリーメディカル・三島渉理事長&根本衣央菜さん、そして梅華会・角映里奈さん、小笠原さつきさん、小野美華さん、赤井澄恵さんにこの場を借りて御礼申し上げます。ありがとうございました。

梅岡　比俊

医療法人社団　梅華会　理事長

クリニック人財育成 18 メソッド
女性がイキイキ輝く職場の秘密

＊定価は裏表紙
表示してあります

2021 年 4 月 1 日　第 1 版第 1 刷発行

著　者　　梅岡　比俊
発行者　　小野　　章
発行所　　医学通信社

〒 101-0051　東京都千代田区神田神保町 2-6　十歩ビル
TEL 03-3512-0251（代表）
FAX 03-3512-0250

https://www.igakutushin.co.jp/
※　弊社発行書籍の内容に関する追加情報・訂正等を掲載しています。

装丁デザイン：華本 達哉
印刷・製本：音羽印刷株式会社

ISBN978-4-87058-820-2